First edition

초음파영상학실습

Clinical Ultrasound 부록

Park Young Soon, et al.

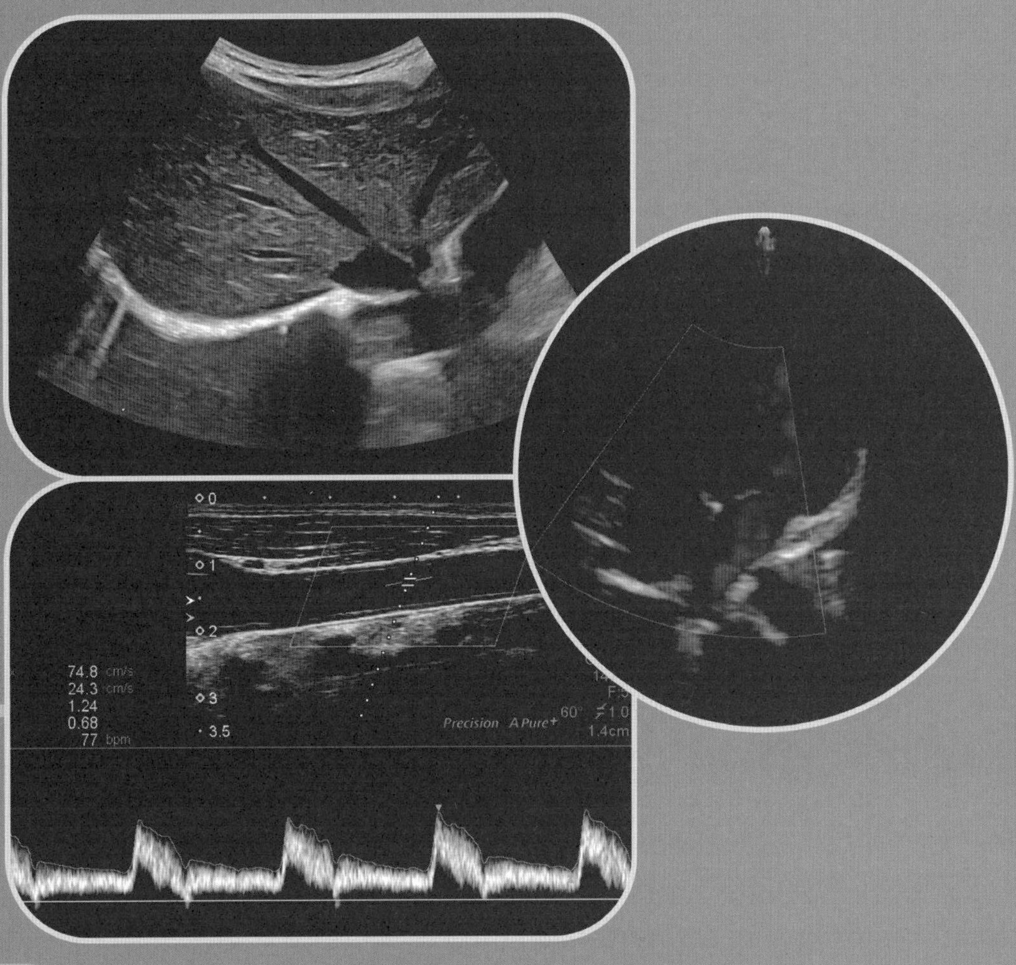

CHUNG-KU Publisher

집필위원

박영순(대표저자)
권덕문(대구보건대학교)
김기홍(춘해보건대학교)
김지원(대전보건대학교)
박영준(제주한라대학교)
배석환(건양대학교)
양성희(부산가톨릭대학교)
이건우(광양보건대학교)
이준행(남부대학교)
정봉재(한국국제대학교)
지태정(가야대학교)
최준구(극동대학교)
한용수(한림성심대학교)
홍철표(대구가톨릭대학교)

곽종길(광주보건대학교)
김　광(동서대학교)
김낙상(송호대학교)
김화선(안산대학교)
박종배(충북보건과학대학교)
신정섭(선린대학교)
양오남(목포과학대학교)
이보우(김천대학교)
이행기(수성대학교)
조무성(호산대학교)
천해경(백석문화대학교)
한만석(강원대학교)
한재복(동신대학교)

구재흥(마산대학교)
김경희(호산대학교)
김용균(대원대학교)
류영환(동강대학교)
박철수(한림성심대학교)
안　현(동의대학교)
여진동(서라벌대학교)
이영진(가천대학교)
임재동(대원대학교)
조청현(건양대학교병원)
천혜리(수성대학교)
한봉수(연세대학교)
홍동희(신한대학교)

머리말

오랫동안 초음파영상학 강의를 하면서 어떻게 하면 초음파영상학을 처음 공부하는 학생들에게 조금이나마 도움이 될 수 있을까 하는 고민을 많이 했습니다. 그 결과 교재와 실습서를 준비하게 되었습니다.

CLINICAL ULTRASOUND DIAGNOSTIC IMAGING 교재로 초음파영상학 이론을 순서대로 학습하고, 실제로 초음파검사 스캔을 해보고, 그 결과에 관한 실습보고서를 작성해 봄으로써 이론과 스캔 실력을 보다 더 빠르게 습득하고 정립할 수 있도록 실습서를 만들었습니다.

실습서에서는 각 Chapter의 초음파검사 실습이 끝난 후, 검사 장기의 해부학적 구조, 검사방법, 스캔에서 획득한 초음파영상에 묘출된 해부학적 구조의 확인과 영상판독 등에 대하여 공부할 수 있도록 체계적인 실습서의 정리방법에 대하여 안내하였고, 또한 국가시험 문제해결에 대한 방법을 제시하고자 각 Chapter에 해당하는 예상시험문항과 실제 국가시험 유형의 모의고사를 개발하여 첨부하였습니다.

마음으로는 최선을 다하고자 노력하였으나 아직은 부족한 점이 많이 있다고 생각됩니다. 이러한 점들은 공동 집필자로 참여하여 주신 교수님들과 함께 계속하여 수정·보완해 나갈 것을 다짐합니다.

부디 이 작은 책자가 초음파영상학을 공부하는 학생들에게 좋은 지침서가 되었으면 하는 간절한 소망을 빌어보며 많은 관심과 성원을 부탁드립니다.

오랜 교직생활을 마감하고 어느덧 인생의 황혼에 서서 지난날을 되돌아보니 진정으로 행복하고 보람된 세월이었음을 다시 한번 실감합니다. 무엇보다도 진지한 자세로 학업에 전념하려 애쓰던 많은 학생들의 열의와 사회에 진출한 후에도 변함없이 소통해 주는 제자들의 사랑 덕분이라고 생각합니다. 더구나 많은 분들의 도움을 받아 평생 숙제처럼 여기던 초음파영상학 교재와 실습서 출간을 마무리 지을 수 있게 되어 더없이 보람차고 기쁘게 생각합니다.

거듭 공저자로 참여해 주시고 애써주신 교수님들께 깊은 감사의 말씀을 드리며, 늘 용기를 잃지 않도록 지지해 주시고 출판을 맡아 애써주신 청구문화사 이상태 사장님과 안상희 과장님, 남희정님을 비롯한 임직원 여러분들의 노고에도 깊이 감사드립니다.

2023년 새봄 아침

대표저자 박영순 識

목차

초음파영상학실습 작성법 안내

1. 초음파검사 실습을 실시한 후에 다음과 같이 실습서를 작성한다.
2. 실습서 작성을 통하여 아래와 같은 학습이 이루어져야 한다.
   · 실습할 부위의 해부학적 구조
   · 실습방법
   · 스캔 후 획득한 초음파영상의 관찰 및 영상 판독
3. 초음파검사 실습을 완료하고 실습서를 작성한 후에 첨부된 국가시험 예상문제를 연습하면서 문제 해결 능력을 습득한다.

간 초음파검사 실습서 작성(예)

1. 해부도

1) 간 정면상에서 간내혈관의 해부학적 구조를 그리고 해부학적 명칭을 기록한다.

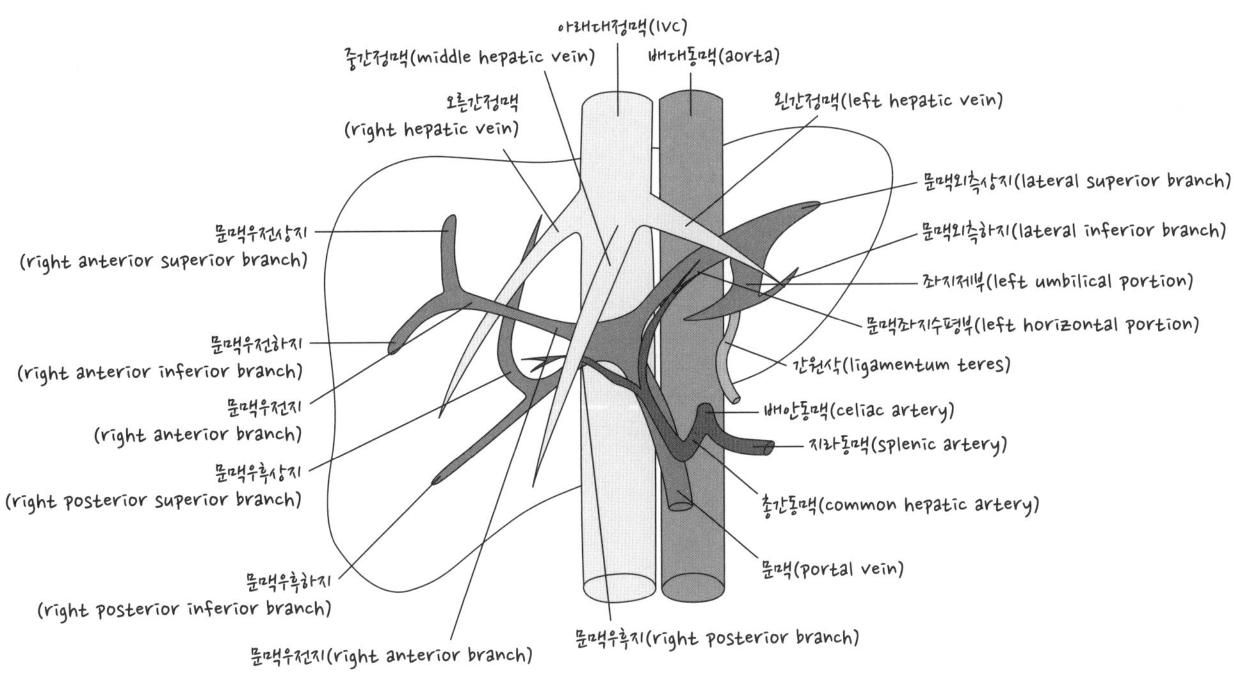

2) 간내 Couinaud 8구역의 해부학적 영역을 구분하여 명칭을 기록한다.

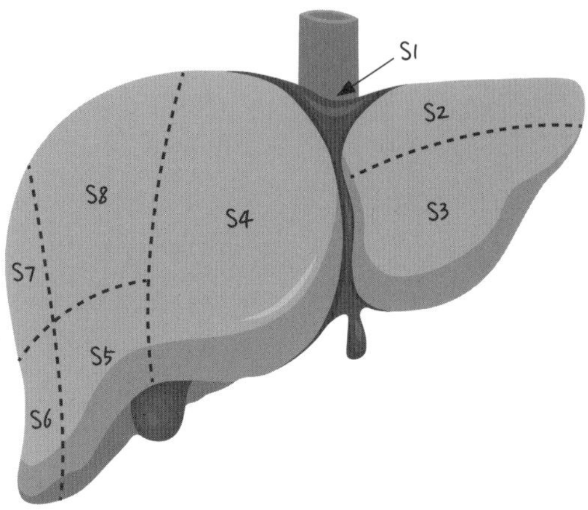

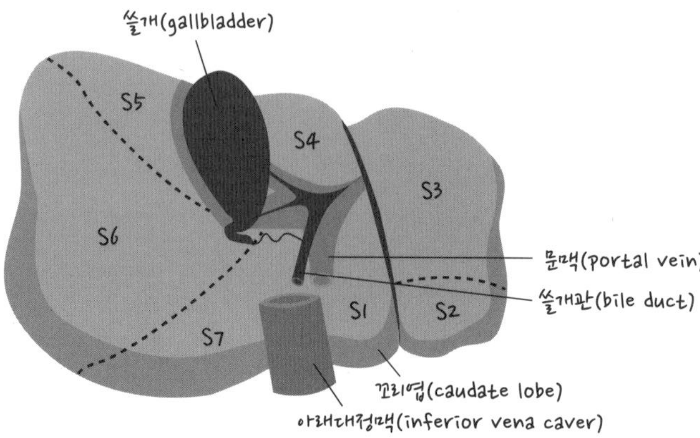

2. 스캔방법

1) 간 오른갈비아래 스캔

(1) 간 오른갈비아래 스캔 검사방법에 대하여 기술한다.
(장비관리 및 사용 주파수, 전처치, 수검자 자세, probe grip법 중심으로 기록)

* 장비관리 및 주파수 : 사용 장비의 지침을 정확하게 숙지한 상태에서 스캔에 적합한 조건을 설정한다.
저주파수(3-5 MHZ), 곡면형 프로브

* 전처치 : 8시간 이상 금식

* 수검자 자세 : 바로 누운 자세

* probe grip법 : 프로브를 오른 갈비활 아래선에 위치시킨 상태에서 가로막 방향으로 프로브의 방향을 상향으로 조정하여 앞·뒤로 입사각의 기울기를 변경시키면서 스캔하여 간 중간엽의 앞면에서 뒷면까지 간내 구조물과 간실질 조직을 섬세하게 관찰하면서 스캔한다.

(2) 간 오른갈비아래 스캔에서 간정맥이 보여지는 간의 해부학적 구조를 그리고, 간정맥을 지표로 한 정지상을 출력하여 붙이고 해부학적 명칭을 기록한다.

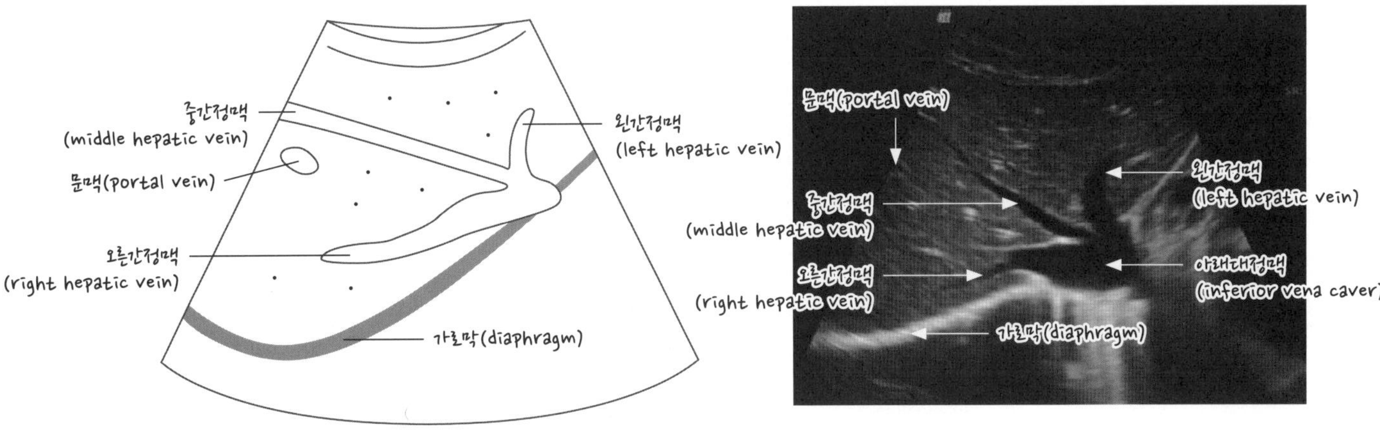

(3) 간 오른갈비아래 스캔 영상에서 화살표의 해부학적 명칭을 기록한다.

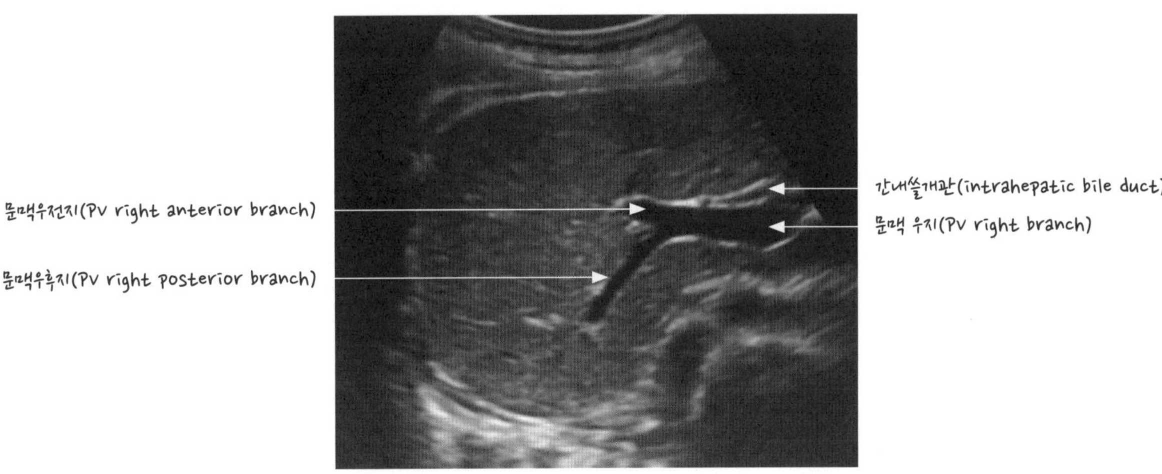

CHAPTER 1
초음파 진단장비의 정도관리 실습서

교재 chapter 8 – [영상품질관리 및 생물학적 효과]

학번: ______________________ 이름: ______________________

1. 초음파 진단장비의 정도관리 목적에 대하여 기술한다.

2. 정도관리 방법

1) 초음파 팬텀을 이용하여 장비의 불응영역(Dead zone)을 측정하고 평가하여 기록한다.

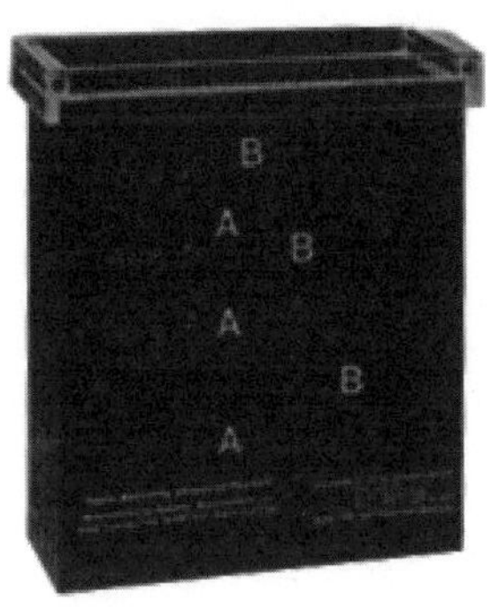

2) 초음파 팬텀을 이용하여 장비의 수직거리 정확도(Vertical distance accuracy)와 수평거리 정확도(Horizontal distance accuracy)를 측정하고 평가하여 기록한다.

3) 초음파 팬텀을 이용하여 장비의 축분해능(Axial resolution)과 측분해능(Lateral resolution)을 측정하고 평가하여 기록한다.

4) 초음파 팬텀을 이용하여 장비의 최대투과심도(Maximum penetration)와 초점검사를 측정하고 평가하여 기록한다.

5) 초음파 팬텀을 이용하여 장비의 기능적 분해능(Functional resolution)과 동적영역(Dynamic Range, Gray scale)을 측정하고 평가하여 기록한다.

국가시험 예상문제

교재 chapter 8 - [영상품질관리 및 생물학적 효과]

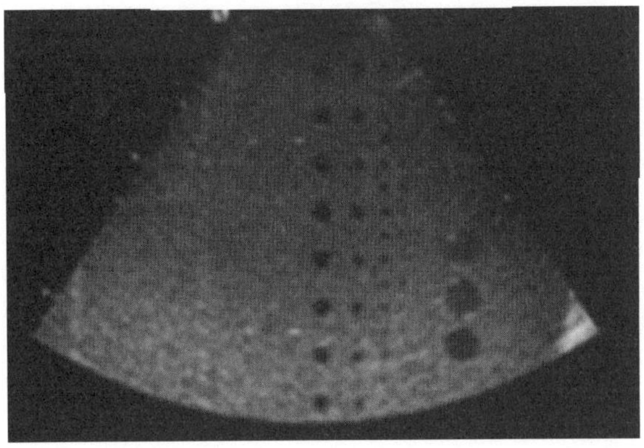

1. 영상의 관찰 목적은?

① 초점　② 불응영역
③ 기능적 분해능　④ 투과 깊이 측정
⑤ 동적영역(Gray scale) 측정

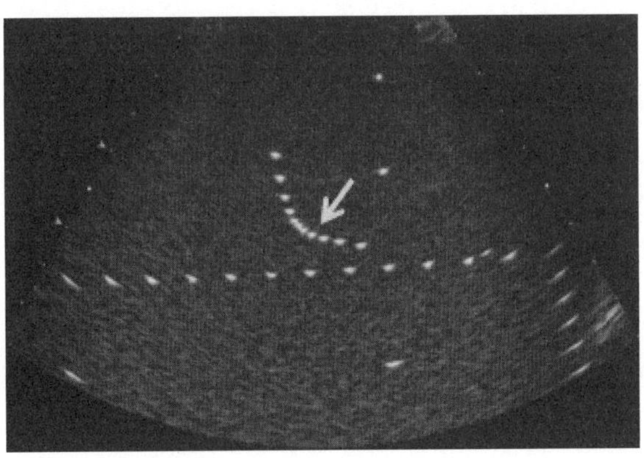

2. 영상에서 화살표로 확인하는 것은?

① 동적영역　② 불응영역
③ 측분해능　④ 투과 깊이 정확성
⑤ 축분해능

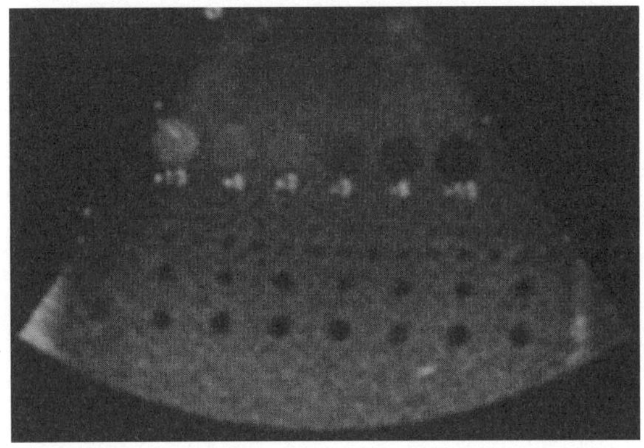

3. 영상의 관찰 목적은?

① 기능적 분해능　② 동적영역
③ 축분해능　④ 불응영역
⑤ 투과 깊이 정확도

4. 측분해능의 영향인자로 올바른 것은?

① 파장　② 주기
③ 반복주파수　④ 음속의 폭
⑤ 음의 전파속도

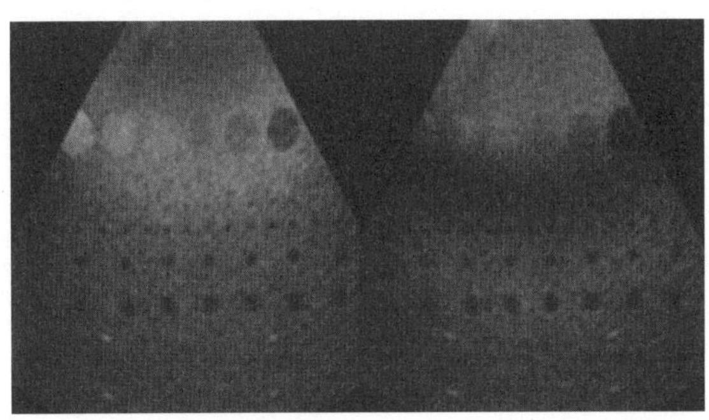

5. 영상과 같이 신체의 깊은 곳에서 반사된 에코가 프로브로 수신될 때 약화된 신호의 감쇠를 증가시키는 것은?

① 제파　② 게인조절
③ 대수압축　④ 대조도 증강(하모닉)
⑤ 시간이득보상

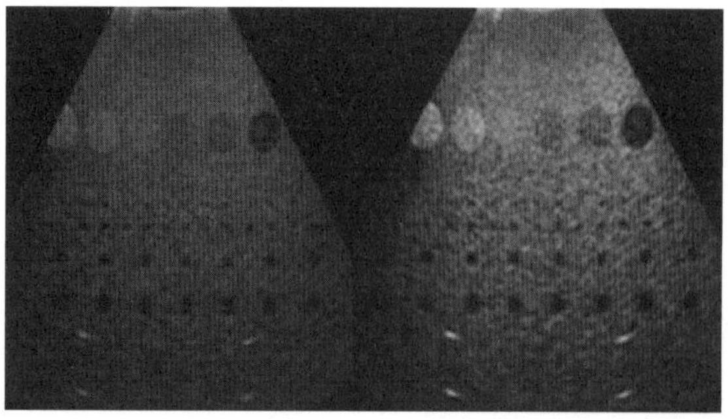

6. 영상의 Dynamic range(동적영역)와 관계된 수신기의 기능은?

① 증폭 ② 보상 ③ 압축
④ 복조 ⑤ 제파

7. GAIN과 T.G.C를 조정하였을 때 변화하는 것으로 올바른 것은?

① 축분해능을 조정한다.
② 초음파의 출력 파워이다.
③ 초음파의 송신주파수를 조정한다.
④ 수신 전기신호의 진폭을 조정한다.
⑤ 초음파의 수신음압의 진폭을 조정한다.

8. 초음파 장치의 조절에 관한 설명 중 올바른 것은?

① GAIN은 거리에 따른 영상의 밝기에 영향을 준다.
② 장치의 TGC는 영상 전체의 밝기에 영향을 준다.
③ Dynamic range를 좁게 설정하면 영상이 부드럽다.
④ 다초점을 사용하면 공간분해능이 저하되고 frame rate는 증가된다.
⑤ Dynamic focus법은 복수의 깊이에 초점을 형성하므로 어느 깊이에서도 분해능이 좋다.

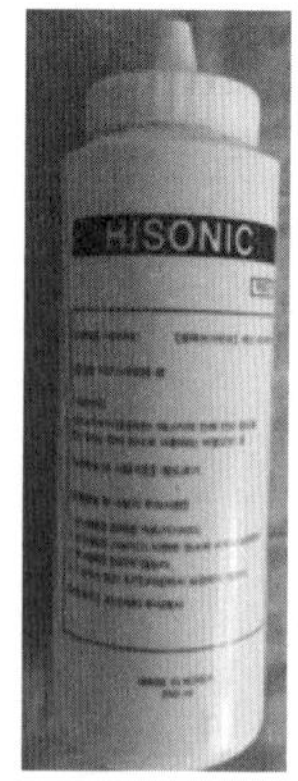

9. 초음파검사에서 피부와 프로브 사이에 매칭되는 겔의 사용 목적은?

① 방출된 펄스를 잘 투과시킨다.
② 방출된 펄스를 잘 반사시킨다.
③ 음속의 집속거리를 길게 한다.
④ 음의 굴절효과를 방지한다.
⑤ 조직의 하모닉효과를 증가시킨다.

정답

1	③	2	⑤	3	②	4	④	5	⑤
6	③	7	④	8	⑤	9	①		

CHAPTER 2
상복부 초음파검사 실습서

: 간 초음파검사 실습서

교재 chapter 10 – [상복부 초음파검사: 간]

학번: ______________________ 이름: ______________________

1. 해부도

1) 간 정면상에서 간내혈관의 해부학적 구조를 그리고 해부학적 명칭을 기록한다.

2) 간내 Couinaud 8구역의 해부학적 구조를 그리고 명칭을 기록한다.

2. 스캔방법

1) 간 오른갈비아래 스캔

(1) 간 오른갈비아래 스캔 검사방법에 대하여 기술한다.
(사용 주파수, 전처치, 수검자 자세, probe grip법 중심으로 기록)

(2) 간 오른갈비아래 스캔에서 간정맥이 보여지는 간의 해부학적 구조를 그리고, 간정맥을 지표로 한 정지상을 출력하여 붙이고 해부학적 명칭을 기록한다.

(3) 간 오른갈비아래 스캔에서 문맥좌지수평부와 온쓸개관이 보여지는 간의 해부학적 구조를 그리고, 문맥좌지수평부를 지표로 한 정지상을 출력하여 붙이고 해부학적 명칭을 기록한다.

(4) 간 오른갈비아래 스캔 영상에서 화살표의 해부학적 명칭을 기록한다.

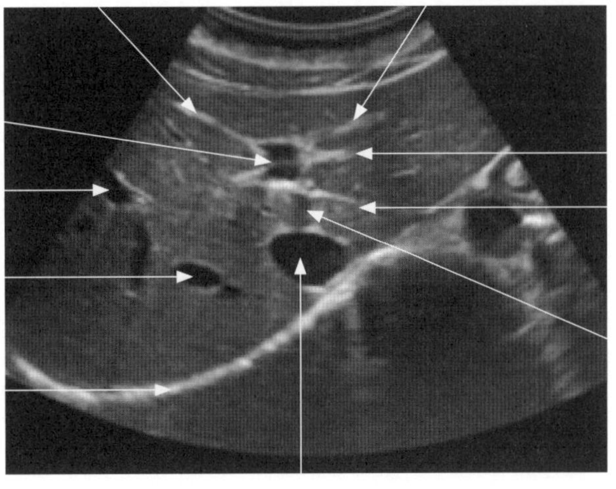

2) 간 세로스캔

(1) 간 세로스캔 검사방법에 대하여 기술한다.
(사용 주파수, 전처치, 수검자 자세, probe grip법 중심으로 기록)

(2) 간 세로스캔에서 보여지는 해부학적 구조를 그리고, 배대동맥이 포함된 영상을 출력하여 붙이고 해부학적 명칭을 기록한다.

(3) 간 세로스캔 영상에서 화살표의 해부학적 명칭을 기록한다.

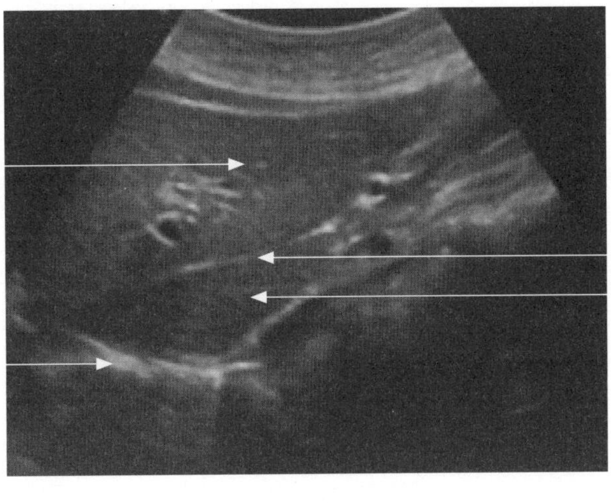

3) 간 오른갈비사이 스캔

(1) 간 오른갈비사이 스캔 검사방법에 대하여 기술한다.
(사용 주파수, 전처치, 수검자 자세, probe grip법 중심으로 기록)

(2) 간 오른갈비사이 스캔에서 문맥, 간동맥, 온쓸개관이 포함된 정지영상을 출력하여 붙이고 해부학적 명칭을 기록한다.

(3) 간 오른갈비사이 스캔에서 콩팥의 긴축과 모리슨 오목(Morrison pouch)을 지표로 한 정지상을 출력하여 붙이고 해부학적 명칭을 기록한다.

(4) 간 오른갈비사이 영상에서 화살표의 해부학적 명칭을 기록한다.

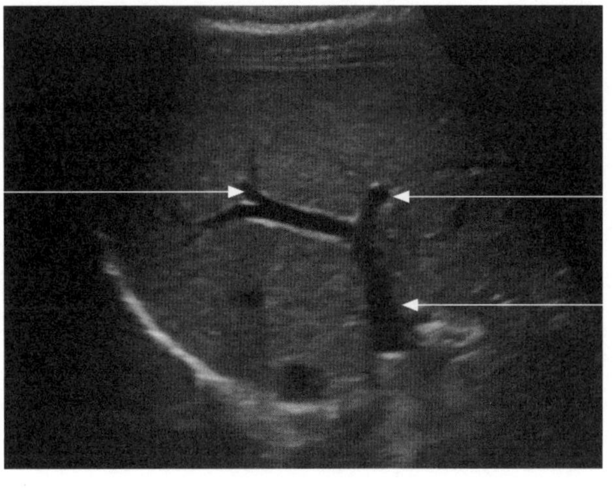

국가시험 예상문제

교재 chapter 10 – [상복부 초음파검사: 간]

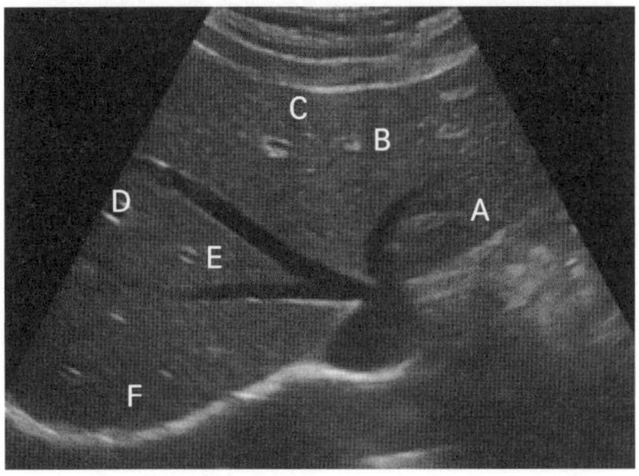

1. 간정맥을 기준으로 간의 구역을 구분하시오.

A. B.

C. D.

E. F.

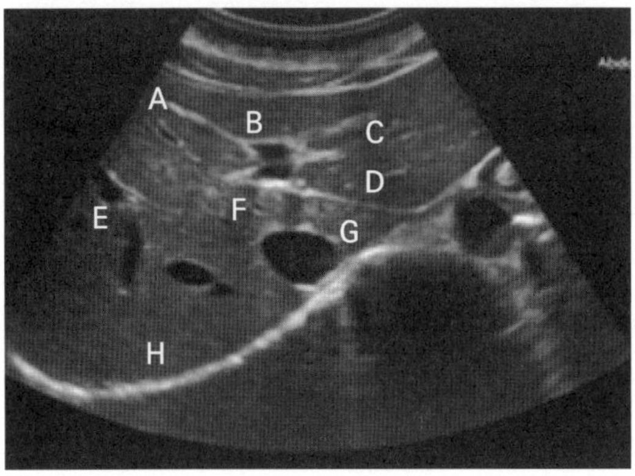

2. 간표면을 Couinaud 구역에 의해 분류하시오

A. B.

C. D.

E. F.

G. H

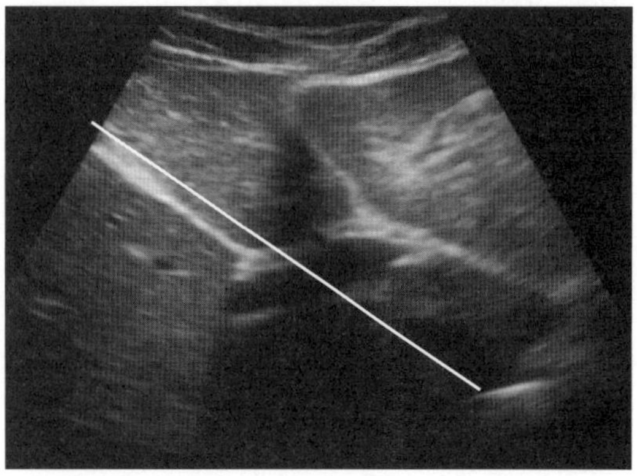

3. 영상에서 실선의 명칭은?

① 캔틀리 선(Cantlie's line)
② 간원인대(round ligament)
③ 정맥관 인대(ligamentum venosum)
④ 맥버니 선(Macberny's line)
⑤ 중간간정맥(middle hepatic vein)

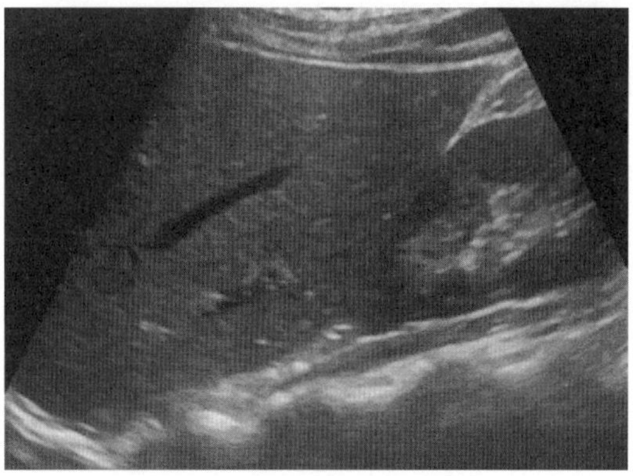

4. 간 초음파영상의 설명으로 옳은 것은?

① 온쓸개관이 관찰된다.
② 측방음영이 관찰된다.
③ 고주파 스캔 영상이다.
④ 중등도 지방간 영상이다.
⑤ 오른갈비사이스캔 영상이다.

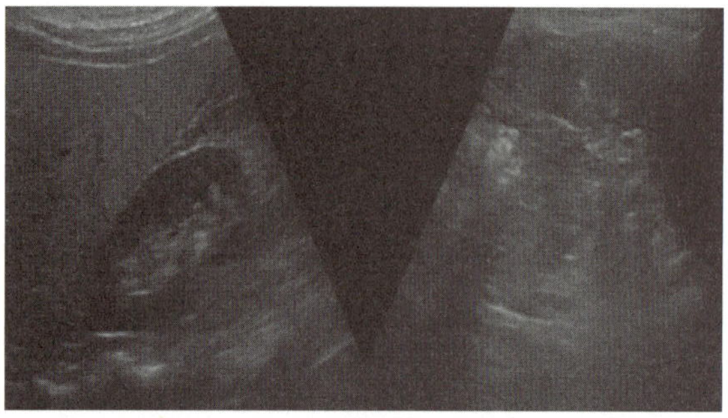

5. 영상에 대한 설명으로 옳은 것은?

① 간 왼엽 검사 영상이다.
② 간정맥이 잘 관찰되고 있다.
③ 지방간을 평가한 영상이다.
④ 쓸개 내 모래알 결석이 보인다.
⑤ 콩팥을 관찰하기 위한 가로스캔 영상이다.

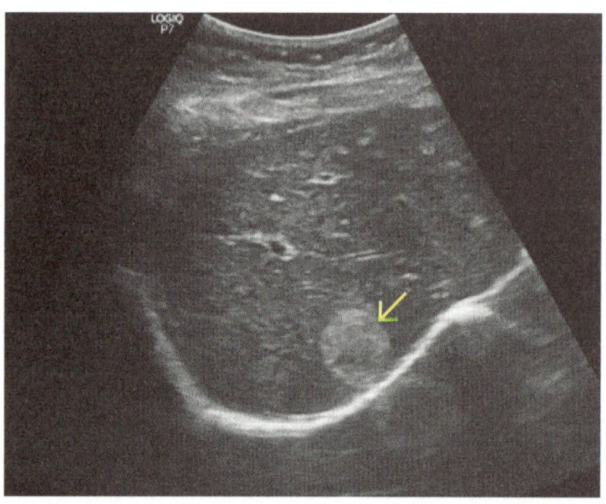

6. 영상의 화살표에서 추정되는 것으로 옳은 것은?

① 간암 ② 간샘종
③ 국소지방침윤구역 ④ 간농양
⑤ 간혈관종

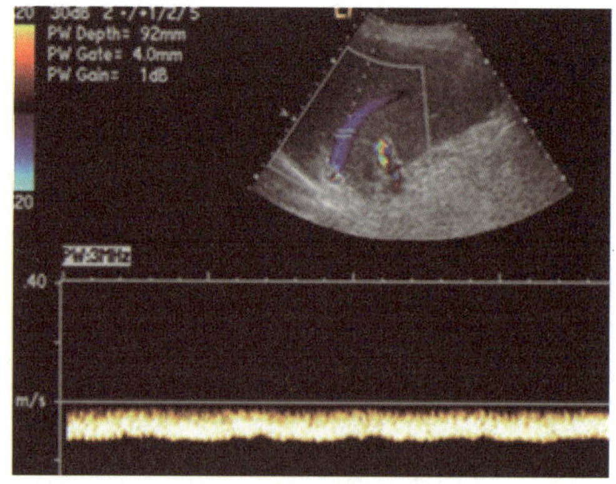

7. 영상에 관한 설명으로 옳지 않은 것은?

① 간정맥 혈류이다.
② Duplex scan 영상이다.
③ 혈류 방향을 알 수 있다.
④ 혈류 속도를 알 수 있다.
⑤ 미세혈류를 잘 관찰할 수 있다.

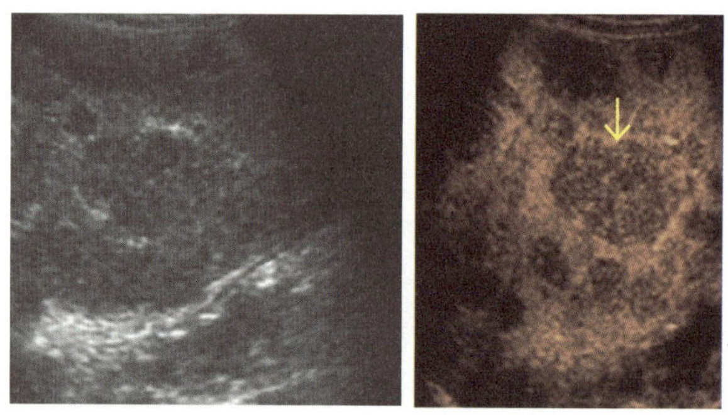

8. 영상에 대한 설명으로 옳은 것은?

① 색도플러 영상이다.
② 탄성초음파 영상이다.
③ 출력도플러 영상이다.
④ 미세 기포를 이용한 조영 검사이다.
⑤ 수용성 조영제를 이용한 검사이다.

9. 초음파의 조영제에 대한 설명으로 올바른 것은?

① 인체 내 오래 머물러 있어야 한다.
② 황산바륨이 포함된 것을 사용한다.
③ 초음파의 산란이 큰 것을 사용한다.
④ 미세기포로 직경이 균일해야 한다.
⑤ 미세기포로 조직과 신호대잡음비가 적어야 한다.

10. 복부 초음파검사에서 올바른 것은?

① 주로 식후에 검사가 이루어진다.
② 임신 개월 수에 따라서 검사를 금지시킨다.
③ 장관 가스는 검사의 방해가 되지 않는다.
④ 파장이 짧을수록 심부장기 검사에 적합하다.
⑤ 검사진행 중에 환자의 호흡조절이 필요하다.

11. 간의 6,7구역과 5,8구역을 나누는 혈관은?

① 왼간정맥 ② 오른문맥
③ 중간간정맥 ④ 오른간정맥
⑤ 아래대정맥

12. 상복부 초음파검사에서 지방간에 대한 설명으로 올바른 것은?

① 간이 어둡게 보인다.
② 간내 혈관이 분명하다.
③ 후방으로 갈수록 음이 증가한다.
④ 지라와 비교 시 간의 에코가 증가한다.
⑤ 간과 오른쪽 콩팥과의 대조도가 감소한다.

정답

1. A : 간 외측엽 B : 간 내측엽 C : 간 왼엽
D : 간 오른엽 E : 간 앞구역 F : 간 뒷구역

2. A : 5구역 B : 4구역 C : 3구역 D : 2구역
E : 6구역 F : 8구역 G : 1구역 H : 7구역

3	①	4	⑤	5	③	6	⑤	7	⑤
8	④	9	④	10	⑤	11	④	12	④

CHAPTER 2
상복부 초음파검사 실습서

: 쓸개 초음파검사 실습서

교재 chapter 10 – [상복부 초음파검사: 쓸개]

학번: ______________________ 이름: ______________________

1. 해부도

1) 쓸개 주위에 간, 간관, 온쓸개관, 샘창자유두부, 샘창자 등의 해부학적 구조를 그리고 해부학적 명칭을 기록한다.

2) 쓸개 및 간쓸개관계의 구조에서 화살표의 해부학적 명칭을 기록한다.

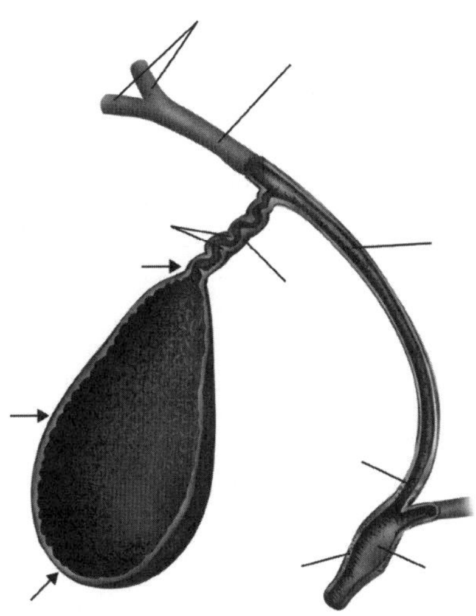

2. 스캔방법

1) 쓸개 오른갈비아래 스캔

(1) 쓸개 오른갈비아래 스캔 검사방법에 대하여 기술한다.
(사용 주파수, 전처치, 수검자 자세, probe grip법 중심으로 기록)

(2) 쓸개 오른갈비아래 스캔에서 보여지는 해부학적 구조를 그리고, 쓸개를 지표로 한 정지상을 출력하여 붙이고 해부학적 명칭을 기록한다.

2) 쓸개 오른갈비사이 스캔

(1) 쓸개 오른갈비사이 스캔 검사방법에 대하여 기술한다.
(사용 주파수, 전처치, 수검자 자세, probe grip법 중심으로 기록)

(2) 쓸개 오른갈비사이 스캔에서 보여지는 해부학적 구조를 그리고, 우문맥지와 온쓸개관을 지표로 한 정지상을 출력하여 붙이고 해부학적 명칭을 기록한다.

3) 쓸개 오른갈비아래 가로스캔

(1) 쓸개 오른갈비아래 가로스캔에서 보여지는 해부학적 구조를 그리고, 쓸개 몸통부와 바닥부을 지표로 한 정지상을 출력하여 붙이고 해부학적 명칭을 기록한다.

국가시험 예상문제

교재 chapter 10 – [상복부 초음파검사: 쓸개]

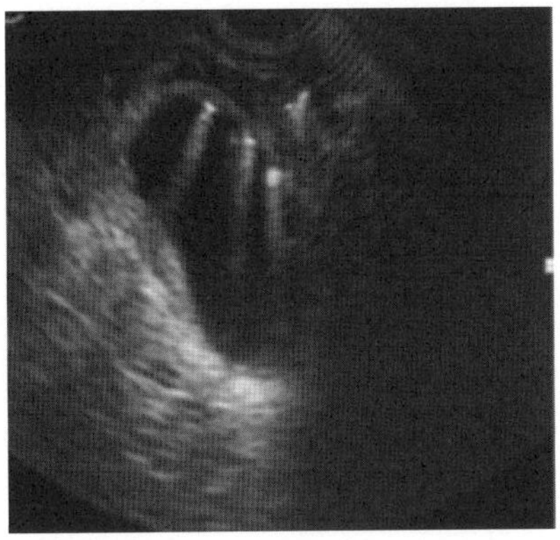

1. 쓸개 초음파영상에서 발생된 허상은?

① 경면 현상 ② 다중반사 허상
③ 측엽 허상 ④ 혜성꼬리 허상
⑤ 후방음영증강

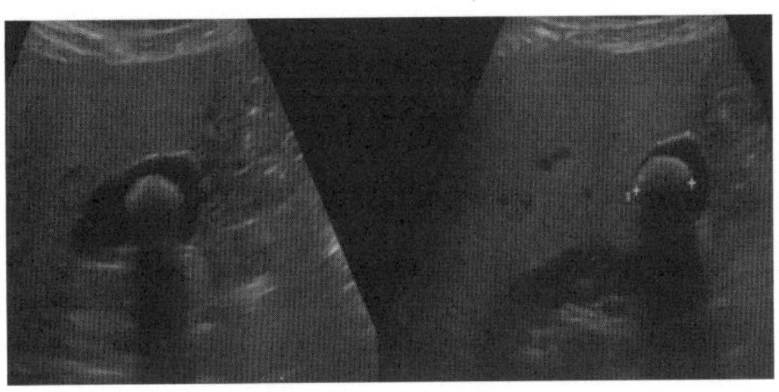

2. 쓸개 검사 영상이다. 옳지 않은 것은?

① 결석이 관찰된다.
② 후방음영이 관찰된다.
③ 저주파수를 이용한 영상이다.
④ 검사를 위해 금식을 하여야 한다.
⑤ 쓸개 내부에서 혜성꼬리 허상이 관찰된다.

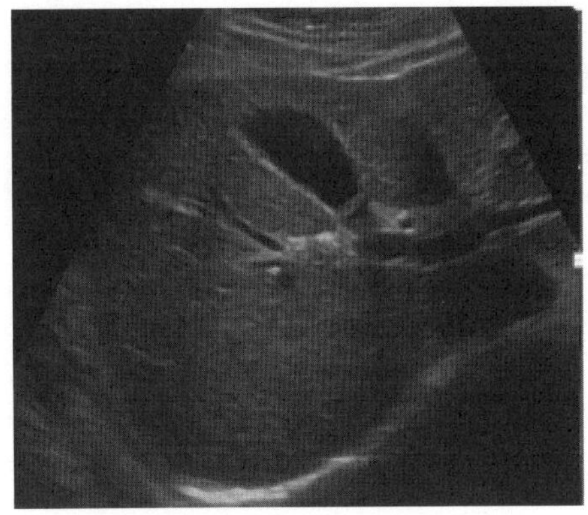

3. 영상에 관한 설명으로 옳은 것은?

① 간정맥이 잘 관찰된다.
② 오른갈비사이 스캔 영상이다.
③ 간 왼엽이 잘 관찰되고 있다.
④ 엎드린 자세에서 검사가 진행된다.
⑤ 전처치로 금식을 하고 검사를 진행한다.

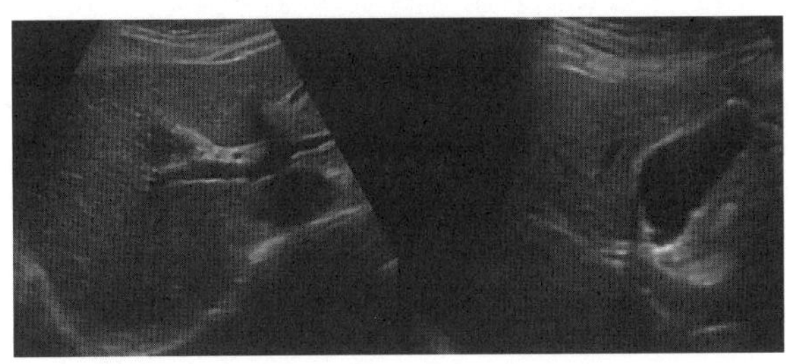

4. 두 영상에서 공통으로 관찰되는 구조물은?

① 으뜸엽사이틈새 ② 배대동맥
③ 간정맥 ④ 쓸개
⑤ 간문맥

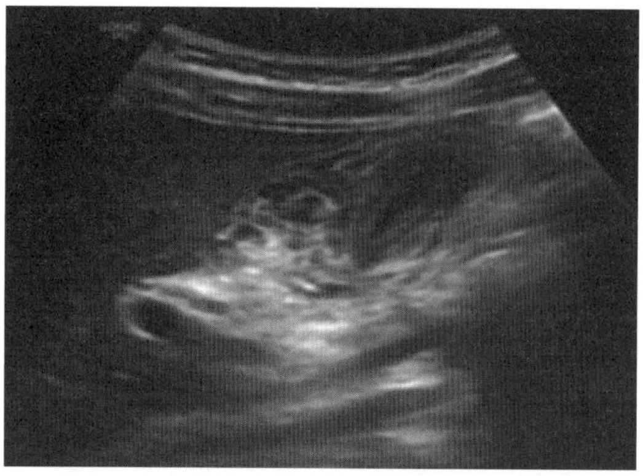

5. 영상에서 추정되는 질환은?

① 쓸개염
② 물콩팥증
③ 콩팥 물혹
④ 쓸개 결석
⑤ 쓸개 용종

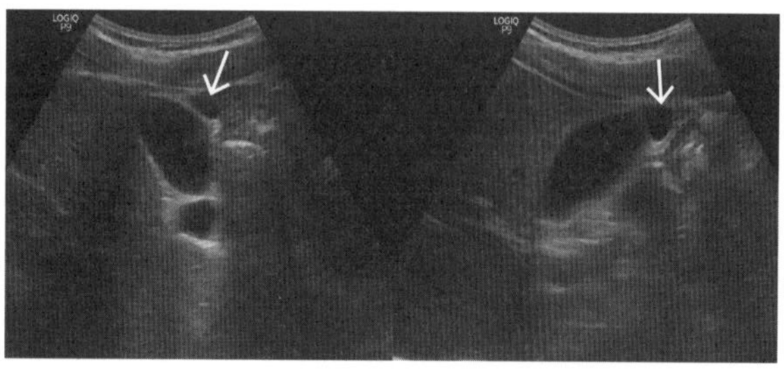

6. 영상에서 화살표의 구조물로 옳은 것은?

① 물혹
② 프리지언 캡
③ 온쓸개관
④ 하트만 주머니
⑤ 샘창자

정답

1	④	2	⑤	3	⑤	4	⑤	5	①
6	②								

CHAPTER 2 상복부 초음파검사 실습서

: 이자 초음파검사 실습서

교재 chapter 10 – [상복부 초음파검사: 이자]

학번: ______________________ 이름: ______________________

1. 해부도

1) 이자 주위의 혈관과 이자의 구조를 그리고 해부학적 명칭을 기록한다.

2. 스캔방법

1) 이자몸통부 스캔

(1) 이자몸통부 스캔 검사방법에 대하여 기술한다.
(사용 주파수, 전처치, 수검자 자세, probe grip법 중심으로 기록)

(2) 이자몸통부 스캔에서 지라정맥을 지표로 한 정지상을 출력하여 붙이고 해부학적 명칭을 기록한다.

(3) 이자몸통부 스캔 영상에서 화살표의 해부학적 명칭을 기록한다.

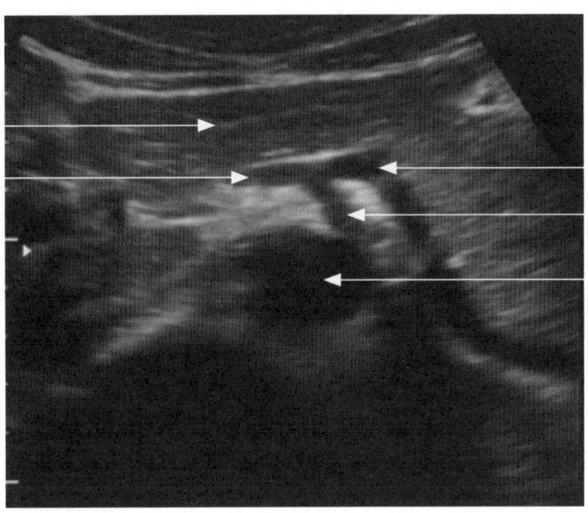

2) 이자머리부 스캔

(1) 이자머리부 스캔 검사방법에 대하여 기술한다.
(사용 주파수, 전처치, 수검자 자세, probe grip법 중심으로 기록)

(2) 이자머리부 스캔에서 보여지는 해부학적 구조를 그리고, 이자머리와 주문맥을 지표로 한 정지상을 출력하여 붙이고 해부학적 명칭을 기록한다.

3) 이자꼬리부 스캔

(1) 이자꼬리부 스캔 방법에 대하여 기술한다.
(사용 주파수, 전처치, 수검자 자세, probe grip법 중심으로 기록)

(2) 이자꼬리부 스캔에서 보여지는 해부학적 구조를 그리고, 이자꼬리부를 지표로 한 정지상을 출력하여 붙이고 해부학적 명칭을 기록한다.

4) 이자꼬리말단부 스캔

(1) 이자꼬리말단부 스캔 방법에 대하여 기술한다.
(사용 주파수, 전처치, 수검자 자세, probe grip법 중심으로 기록)

(2) 이자꼬리말단부 스캔 영상에서 화살표의 해부학적 명칭을 기록한다.

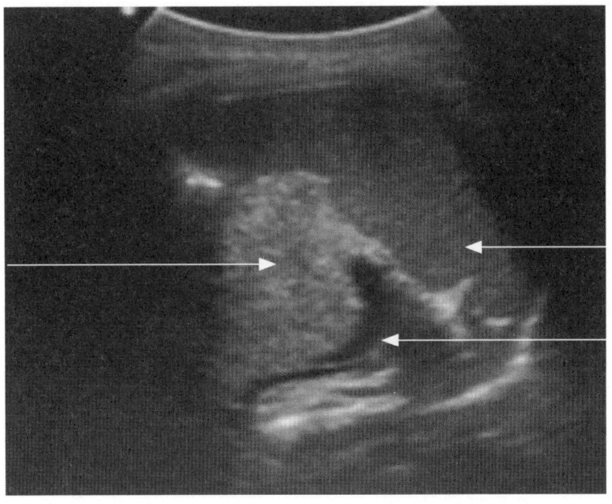

국가시험 예상문제

교재 : chapter 10 – [상복부 초음파검사: 이자]

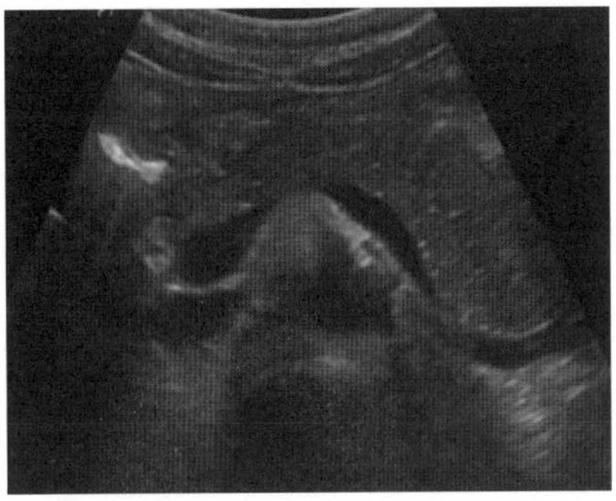

1. 이자 영상에 대한 설명으로 옳은 것은?

① 지라동맥이 관찰된다.
② 이자머리부 세로스캔 영상이다.
③ 환자는 엎드린 자세에서 검사한다.
④ 전처치로 금식한 상태에서 검사한다.
⑤ 파장이 짧은 주파수로 검사한 영상이다.

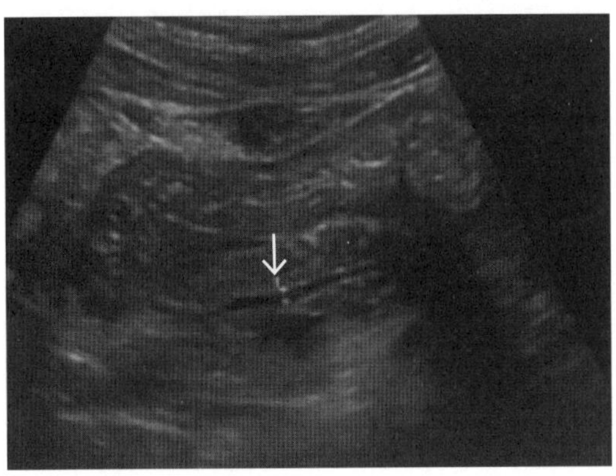

2. 영상에서 화살표의 해부학적 명칭은?

① 지라정맥(splenic vein)
② 지라동맥(splenic artery)
③ 간동맥(hepatic artery)
④ 이자관(pancreatic duct)
⑤ 온쓸개관(common bile duct)

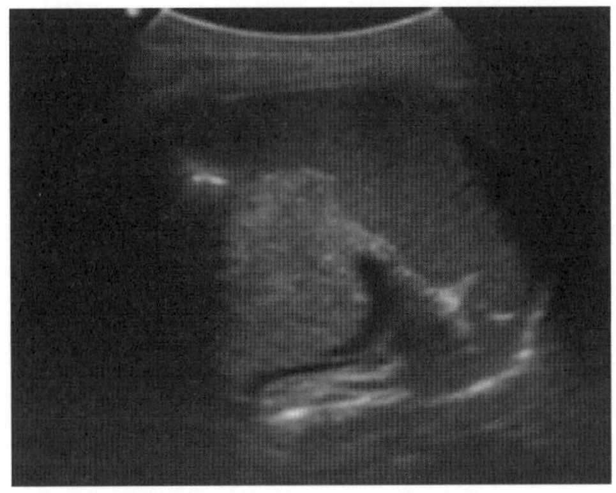

3. 영상에 관한 설명으로 옳지 않은 것은?

① 지라가 관찰된다.
② 지라정맥이 관찰된다.
③ 이자꼬리말단부가 관찰된다.
④ 고주파 프로브로 스캔한 영상이다.
⑤ 왼측배부 7-8시 방향으로 스캔한다.

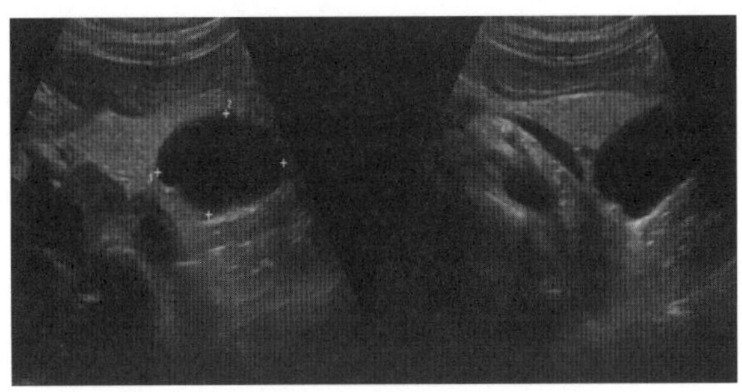

4. 이자꼬리부에서 보이는 원형, 무에코 병소의 추정 질환은?

① 만성이자염(chronic pancreatitis)
② 이자거짓물혹(pseudocyst)
③ 이자암(pancreatic cancer)
④ 낭샘종(cystadenoma)
⑤ 고형 거짓유두상 종양
(solid pseudopapillary tumor)

정답

1	④	2	④	3	④	4	②		

CHAPTER 2 상복부 초음파검사 실습서

: 지라 초음파검사 실습서

교재 chapter 10 – [상복부 초음파검사: 지라]

학번: ____________________ 이름: ____________________

1. 해부도

1) 지라의 구조를 그리고 해부학적 명칭을 기록한다.

2. 스캔방법

1) 지라 가로, 세로스캔

(1) 지라 가로, 세로스캔 검사방법에 대하여 기술한다.
(사용 주파수, 전처치, 수검자 자세, probe grip법 중심으로 기록)

(2) 지라 스캔에서 지라문부를 지표로 한 정지상을 출력하여 붙이고 해부학적 명칭을 기록한다.

국가시험 예상문제

교재 : chapter 10 - [상복부 초음파검사: 지라]

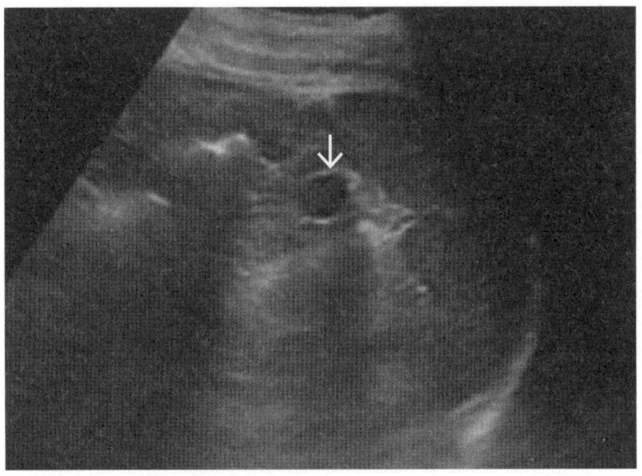

1. 영상의 화살표 구조물은?

① 폐(lung)
② 이자(pancrease)
③ 위(stomach)
④ 콩팥위샘(adrenal gland)
⑤ 덧지라(부지라, accessory spleen)

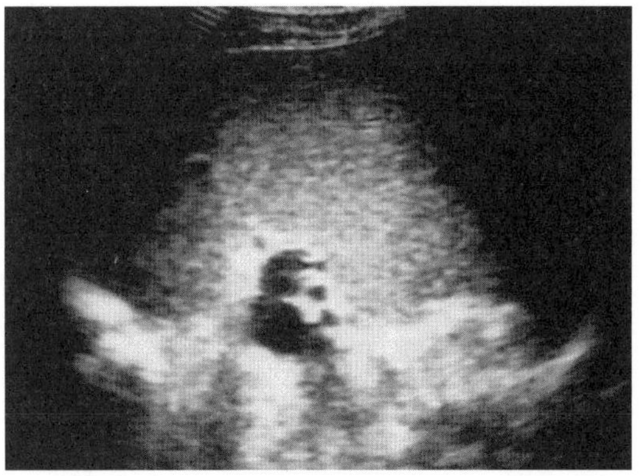

2. 지라 검사 영상이다. 설명으로 옳은 것은?

① 가로면 검사 영상이다.
② 지라종대가 관찰된다.
③ 지라 혈관종이 관찰된다.
④ 이자말단부가 잘 관찰된다.
⑤ 높은 주파수를 이용한 영상이다.

3. 지라의 초음파검사에 대한 설명으로 올바른 것은?

① 오른갈비아래 주사에서 잘 관찰된다.
② 간에 비해 관상 구조물이 많아 에코가 강하다.
③ 일반적으로 파장이 짧은 주파수의 프로브가 사용된다.
④ 지라의 크기가 11 cm 이상이면 종대를 의심할 수 있다.
⑤ 결핵, 간경화, 백혈병 등이 있을 때 지라의 위축이 나타날 수 있다.

정답

1	⑤	2	②	3	④				

CHAPTER 3
하복부 초음파검사 실습서

: 콩팥 초음파검사 실습서

교재 chapter 11 – [하복부 초음파검사: 콩팥]

학번: ______________________ 이름: ______________________

1. 해부도

1) 콩팥의 구조를 그리고 해부학적 명칭을 기록한다.

2. 스캔방법

1) 콩팥 세로, 가로스캔

(1) 콩팥 세로, 가로스캔 방법에 대하여 기술한다.
(사용 주파수, 전처치, 수검자 자세, probe grip법 중심으로 기록)

(2) 콩팥 세로스캔에서 콩팥 전체면의 장축을 포함한 정지상을 출력하여 붙이고 해부학적 명칭을 기록한다.

(3) 콩팥 가로스캔에서 콩팥정맥, 콩팥동맥을 지표로 한 정지상을 출력하여 붙이고 해부학적 명칭을 기록한다.

국가시험 예상문제

교재 : chapter 11 – [하복부 초음파검사: 콩팥]

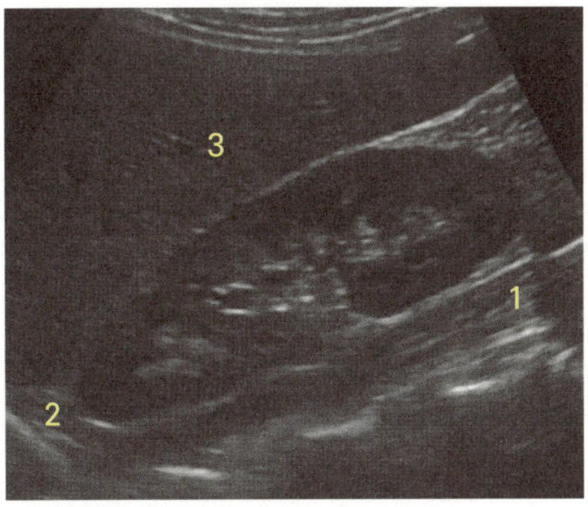

1. 콩팥 영상에 대한 설명으로 옳은 것은?

① 1의 위치는 가로막이다.
② 2의 위치는 콩팥의 아래끝이다.
③ 3의 위치는 인체의 앞쪽이다.
④ 콩팥 가로면 검사 영상이다.
⑤ 파장이 짧은 주파수를 이용한 영상이다.

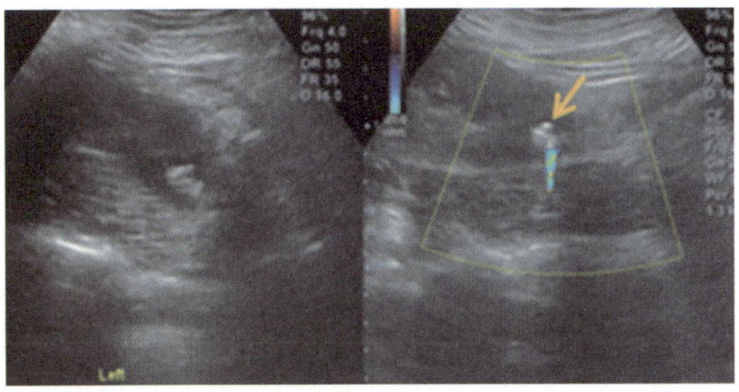

2. 콩팥 초음파영상에서 화살표의 발생 원인은?

① 물혹 ② 콩팥암
③ 혈관근지방종 ④ 콩팥농양
⑤ 불규칙한 콩팥 결석

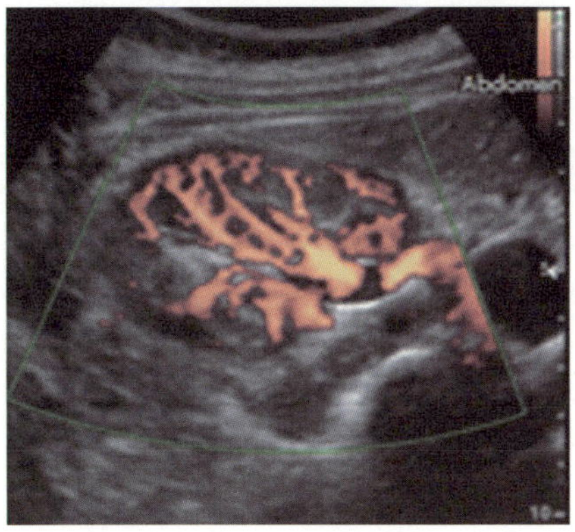

3. 영상에 대한 설명으로 옳은 것은?

① 혈류 속도를 알 수 있다.
② 혈류 방향을 알 수 있다.
③ 병소가 있을 때만 혈류가 검출된다.
④ 동맥 혈류만 표현해주는 출력도플러 영상이다.
⑤ 혈류의 흐름만 있어도 표현되는 출력도플러 영상이다.

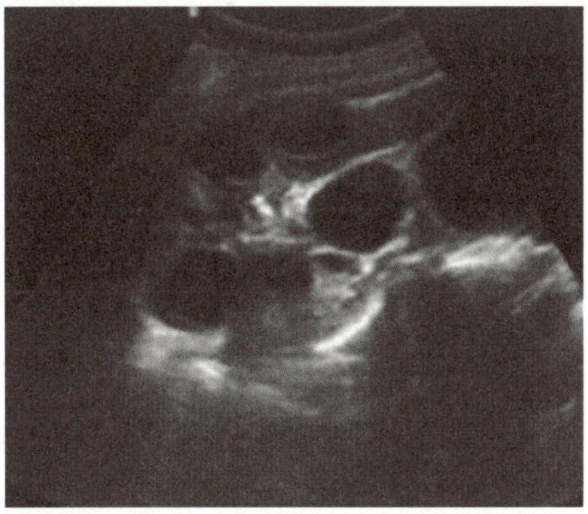

4. 영상에서 추정되는 질환은?

① 콩팥농양 ② 석화화 병변
③ 다낭콩팥 ④ 혈관근지방종
⑤ 콩팥세포암

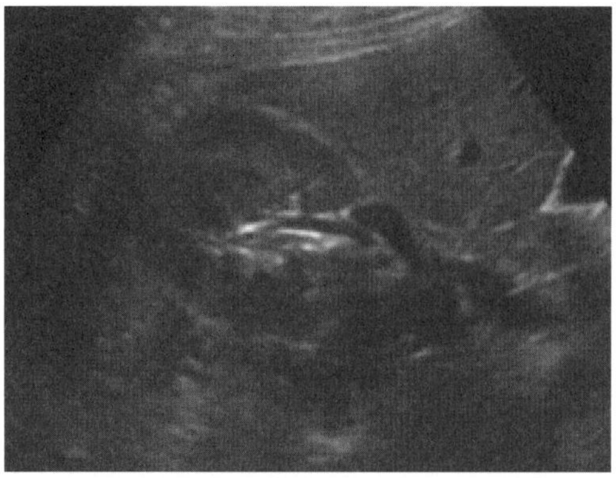

5. 영상에 대한 설명으로 옳은 것은?

① 콩팥정맥이 관찰된다.
② 후방음영이 관찰된다.
③ 콩팥의 세로면 영상이다.
④ 콩팥이 간의 음향창이 되고 있다.
⑤ 모리슨 오목(Morrison pouch)이 잘 관찰된다.

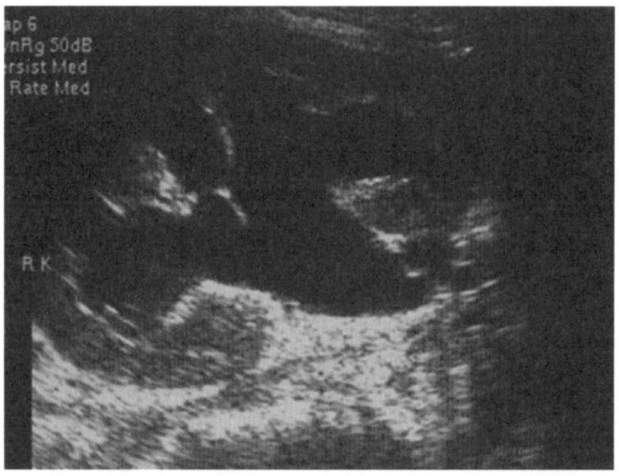

6. 영상에 대한 설명으로 옳은 것은?

① 물콩팥증
② 석회화 병변
③ 다낭콩팥
④ 혈관근지방종
⑤ 콩팥세포암

정답

1	③	2	⑤	3	⑤	4	③	5	①
6	①								

CHAPTER 3
하복부 초음파검사 실습서

: 방광, 요도 초음파검사 실습서

교재 chapter 11 – [하복부 초음파검사: 요관, 방광, 요도]

학번: ______________________ 이름: ______________________

1. 해부도

1) 남성의 방광, 요도 해부도에서 화살표의 명칭을 기록한다.

2) 여성의 방광, 요도 해부도에서 화살표의 명칭을 기록한다.

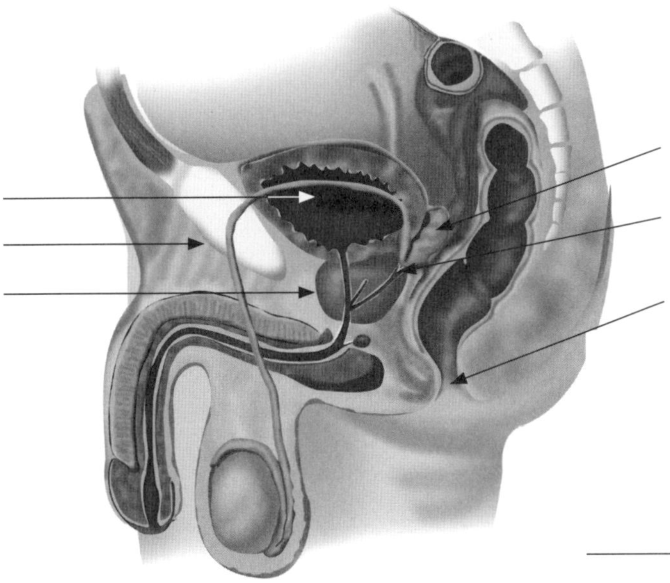

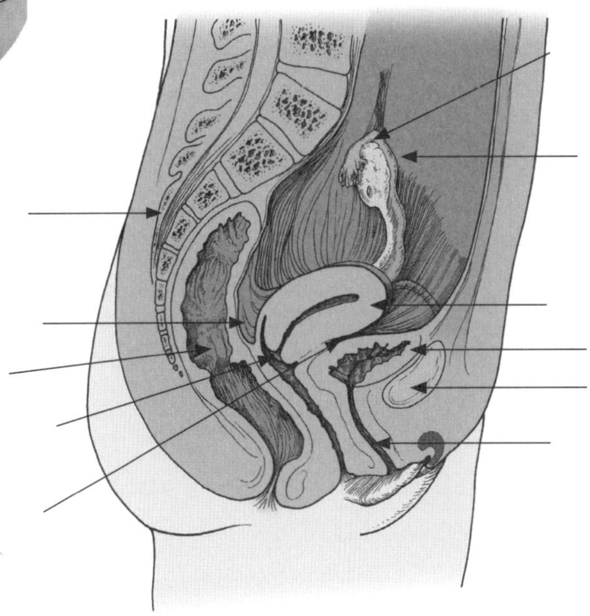

2. 스캔방법

1) 방광 가로, 세로스캔

(1) 방광 가로, 세로스캔 방법에 대하여 기술한다.
(사용 주파수, 전처치, 수검자 자세, probe grip법 중심으로 기록)

(2) 남, 여 방광의 가로, 세로스캔상을 출력하여 붙이고 해부학적 명칭을 기록한다.

1) 남성 요도 스캔

(1) 남성 요도 가로, 세로스캔 방법에 대하여 기술한다.
(사용 주파수, 전처치, 수검자 자세, probe grip법 중심으로 기록)

(2) 남성 요도 세로스캔 영상에서 화살표의 해부학적 명칭을 기록한다.

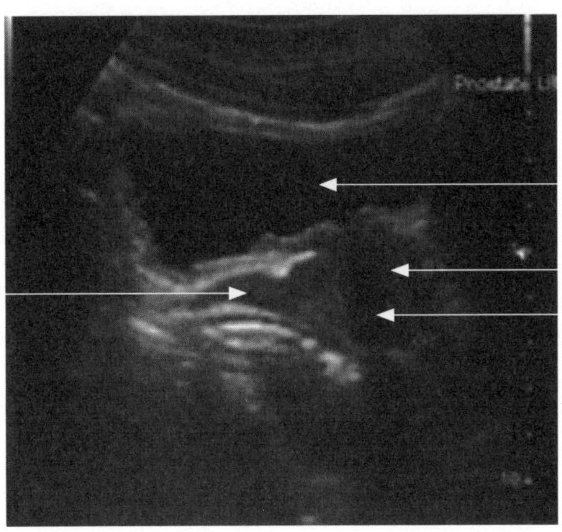

(3) 여성 요도 가로, 세로스캔 방법에 대하여 기술한다.
(사용 주파수, 전처치, 수검자 자세, probe grip법 중심으로 기록)

(4) 여성 요도 세로스캔 영상에서 화살표의 해부학적 명칭을 기록한다.

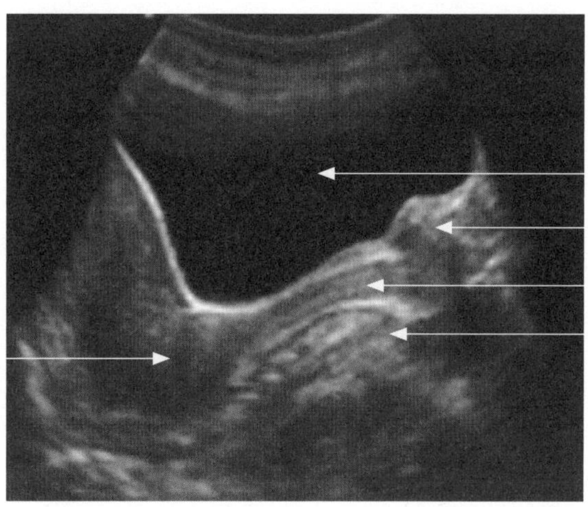

국가시험 예상문제

교재 : chapter 11 – [하복부 초음파검사: 요관, 방광, 요도]

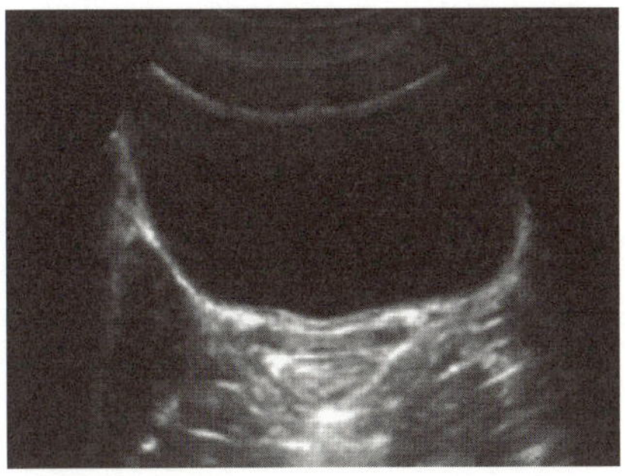

1. 영상에 대한 설명으로 옳은 것은?

① 빔폭 허상이 관찰된다.
② 소변을 비운 영상이다.
③ 세로면 검사 영상이다.
④ 다중반사 허상이 관찰된다.
⑤ 혜성꼬리 허상이 관찰된다.

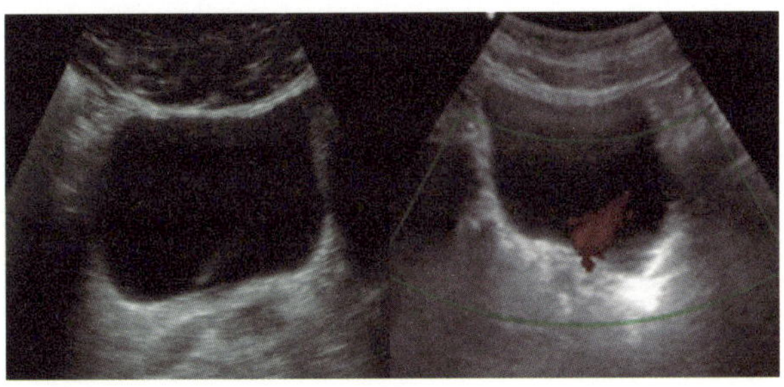

2. 영상에서 관찰되는 것은?

① 요관류　② 요로결석
③ 방광 곁주머니(게실)　④ Z-기류
⑤ 방광 용종

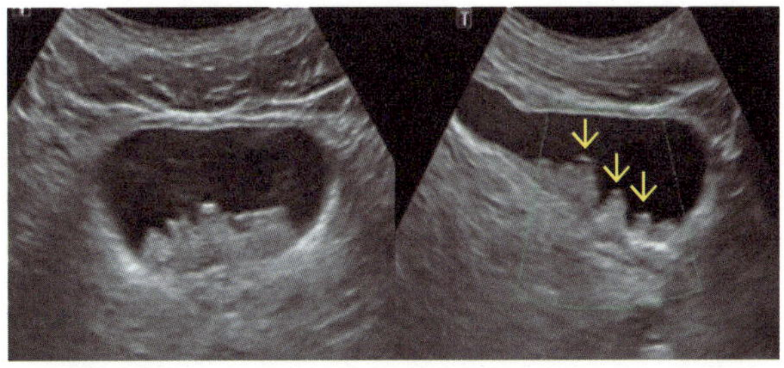

3. 방광벽에 다발성으로 보이는 화살표의 구조물은?

① 결석　② 용종
③ 방광 곁주머니　④ 방광암
⑤ 방광염

4. 성인의 경복부식 하복부 초음파검사 방법으로 올바른 것은?

① TGC는 항상 고정해야 한다.
② 초점의 길이가 길어야 한다.
③ 7~9 MHz의 프로브를 사용한다.
④ 방광검사 시에 소변을 비우고 실시한다.
⑤ 방광영상에서 복벽으로부터 발생되는 여운허상이 관찰된다.

정답

1	④	2	④	3	④	4	②		

CHAPTER 4
남성 생식계 초음파검사 실습서

: 남성 생식계 초음파검사 실습서

교재 chapter 12 – [남성 생식계 초음파검사]

학번: ______________________ 이름: ______________________

1. 해부도

1) 정낭, 전립샘, 고환 등 남성 생식계 해부도에서 화살표의 해부학적 명칭을 기록한다.

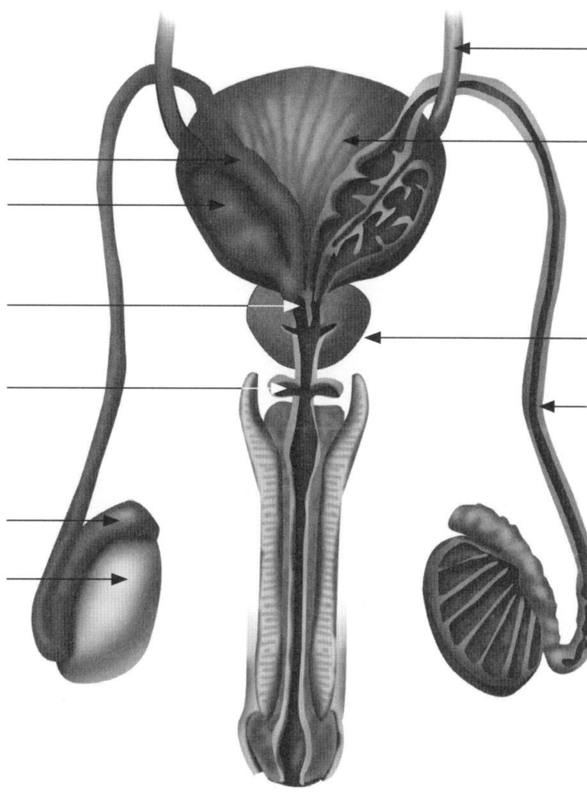

2. 스캔방법

1) 전립샘 가로, 세로스캔

(1) 경복부식 전립샘 가로, 세로스캔 방법에 대하여 기술한다.
(사용 주파수, 전처치, 수검자 자세, probe grip법 중심으로 기록)

(2) 경복부식 전립샘 가로, 세로스캔에서 전립샘을 지표로 한 정지상을 출력하여 붙이고 해부학적 명칭을 기록한다.

(3) 곧창자 경유식 프로브를 이용한 전립샘 가로, 세로스캔 영상에서 화살표의 해부학적 명칭을 기록한다.

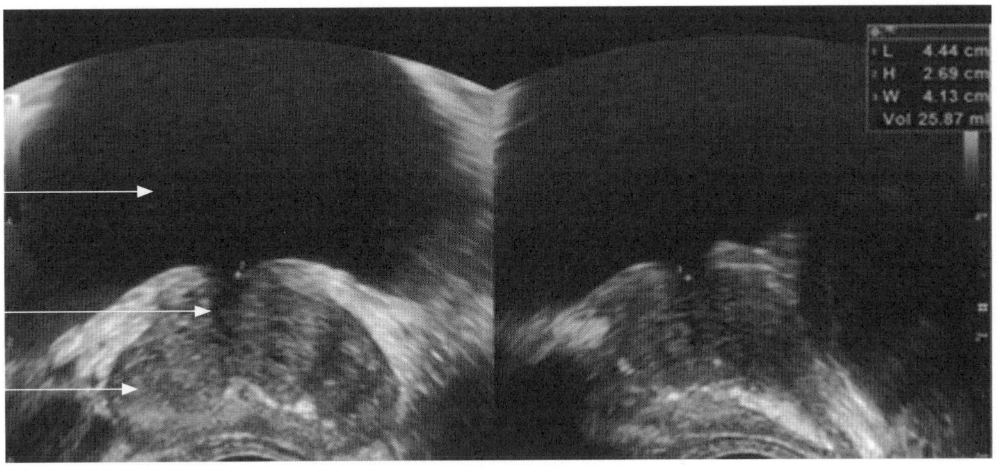

국가시험 예상문제

교재 : chapter 12 – [남성 생식계 초음파검사]

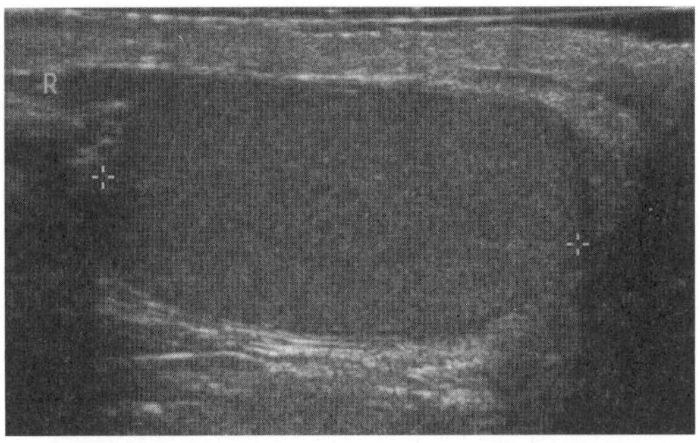

1. 고환 초음파영상에 대하여 옳은 것은?

① 정낭이 관찰되고 있다.
② 가로면 검사 영상이다.
③ 부고환은 관찰되지 않는다.
④ 파장이 짧은 주파수를 이용하였다.
⑤ 곧창자 경유 탐촉자를 이용한 영상이다.

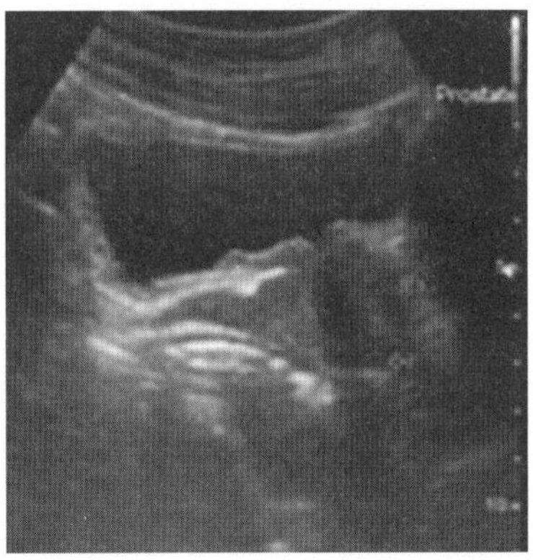

2. 전립샘 초음파영상에 대하여 옳은 것은?

① 전립샘 가로상이다.
② 곧창자 경유 초음파 검사이다.
③ 요도와 정낭이 관찰되고 있다.
④ 전립샘비대가 관찰되는 영상이다.
⑤ 방광에 소변을 채우지 않아도 된다.

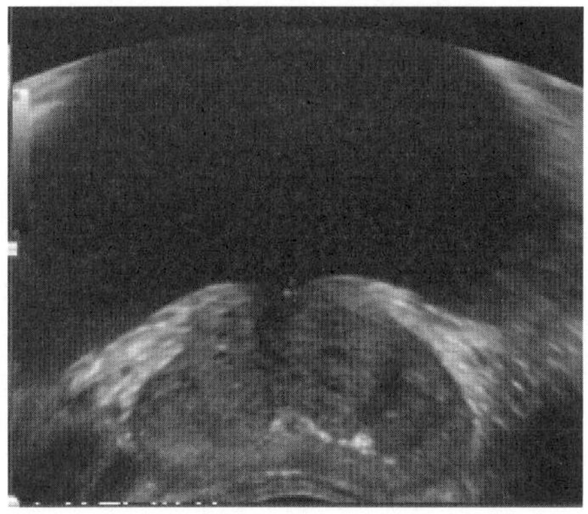

3. 전립샘 영상에 대하여 옳지 않은 설명은?

① 가로면으로 검사한 것이다.
② 높은 주파수를 이용하여 검사한다.
③ 곧창자에 프로브를 삽입한 검사영상이다.
④ 방광이 전립샘의 음창효과 역할을 하고 있다.
⑤ 검사 시 방광에 적당량의 소변을 채우고 검사를 진행한다.

정답

1	④	2	③	3	④				

CHAPTER 5 여성 생식계 초음파검사 실습서

: 여성 생식계 초음파검사 실습서

교재 chapter 13 – [여성 생식계 초음파검사]

학번: ______________________ 이름: ______________________

1. 해부도

1) 자궁과 난소의 여성 생식계 해부도에서 화살표의 해부학적 명칭을 기록한다.

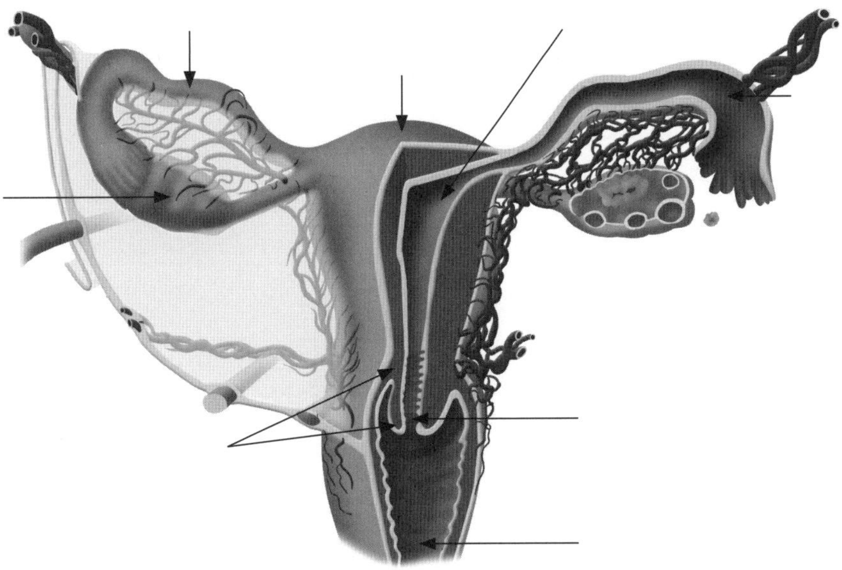

2. 스캔방법

1) 자궁의 가로, 세로스캔

(1) 자궁 가로, 세로스캔 방법에 대하여 기술한다.
(사용 주파수, 전처치, 수검자 자세, probe grip법 중심으로 기록)

(2) 자궁 가로스캔에서 자궁속막을 지표로 한 정지상을 출력하여 붙이고 해부학적 명칭을 기록한다.

(3) 자궁 세로스캔에서 자궁 경부와 몸통부를 지표로 한 정지상을 출력하여 붙이고 해부학적 명칭을 기록한다.

(4) 경복부식 자궁 초음파영상에서 화살표의 해부학적 명칭을 기록한다.

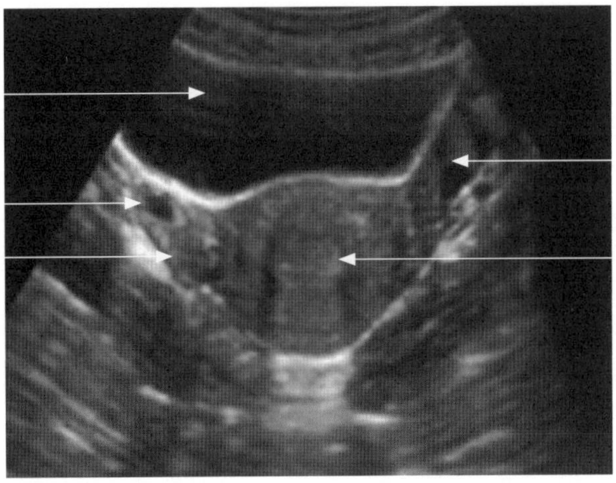

(5) 질경유식 자궁 초음파영상에서 화살표의 해부학적 명칭을 기록한다.

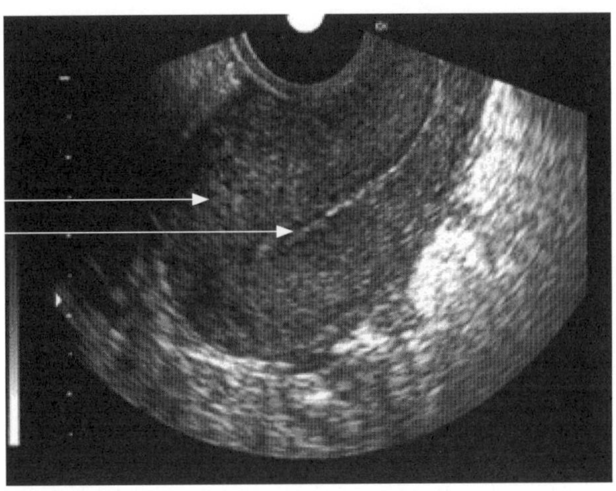

국가시험 예상문제

교재 : chapter 13 – [여성 생식계 초음파검사]

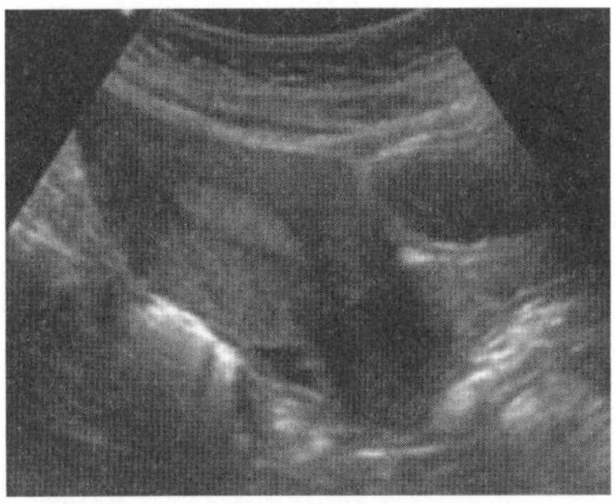

(가)

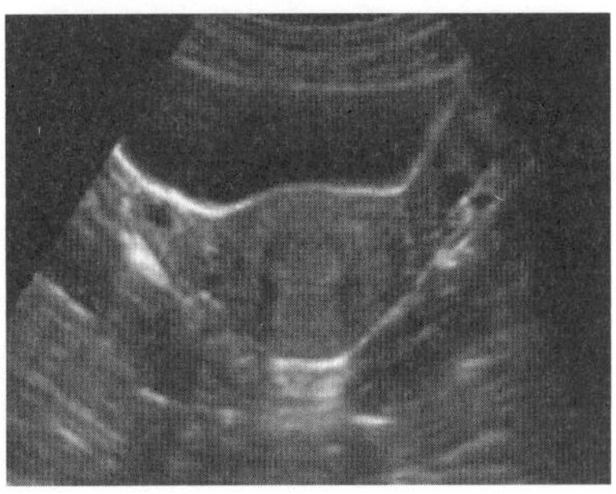

(나)

1. 자궁 초음파영상에 대한 설명으로 옳은 것은?

① 자궁 속막이 관찰된다.
② (가)는 가로면 영상이다.
③ (나)는 세로면 영상이다.
④ 방광에 소변을 비우고 검사한다.
⑤ 환자는 옆으로 누운 자세에서 검사한다.

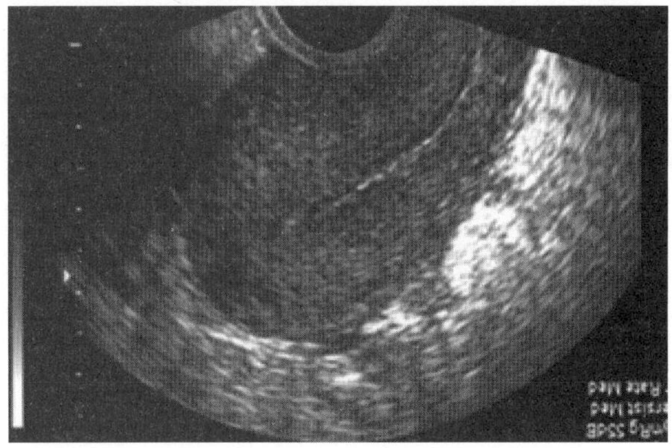

2. 자궁 검사 영상에 대하여 옳은 것은?

① 난소가 관찰된다.
② 가로면 검사 영상이다.
③ 자궁 속막이 관찰되지 않는다.
④ 파장이 긴 주파수를 이용한다.
⑤ 질경유 프로브를 이용한 검사 영상이다 .

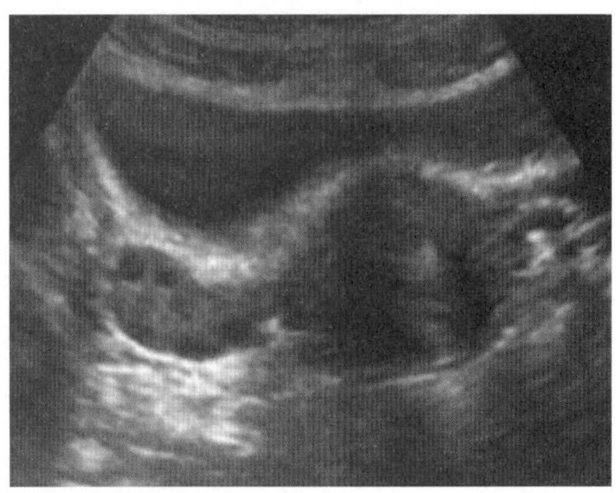

3. 영상에 대하여 옳은 것은?

① 가로스캔 영상이다.
② 난포가 관찰되지 않는다.
③ 난소에 물혹이 관찰되고 있다.
④ 방광을 비우고 검사를 진행한다.
⑤ 파장이 짧은 주파수를 이용하였다.

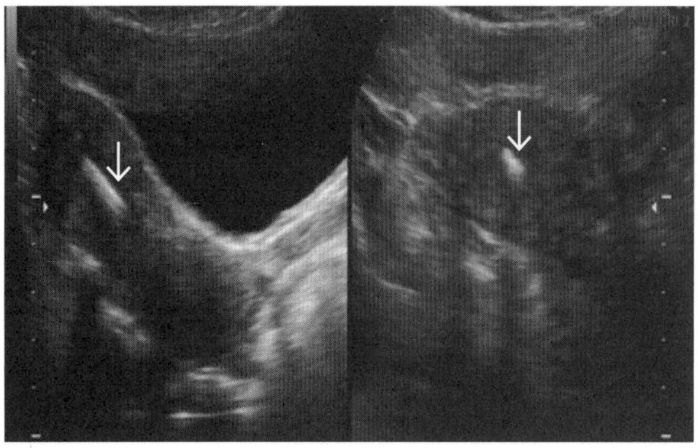

4. 영상의 화살표에 대하여 옳은 것은?

① 석회화 ② 물혹
③ 자궁내피임기구(IUD) ④ 자궁내막종
⑤ 자궁근종

5. 자궁 초음파검사에서 자궁속막이 가장 비후되어 보이는 시기는?

① 월경기 ② 증식기 ③ 배란기
④ 분비기 ⑤ 월경전기

정답

1	①	2	⑤	3	①	4	③	5	④

CHAPTER 6
유방 초음파검사 실습서

: 유방 초음파검사 실습서

교재 chapter 14 – [유방 초음파검사]

학번: ______________________ 이름: ______________________

1. 해부도

1) 유방 해부도에서 화살표의 해부학적 명칭을 기록한다.

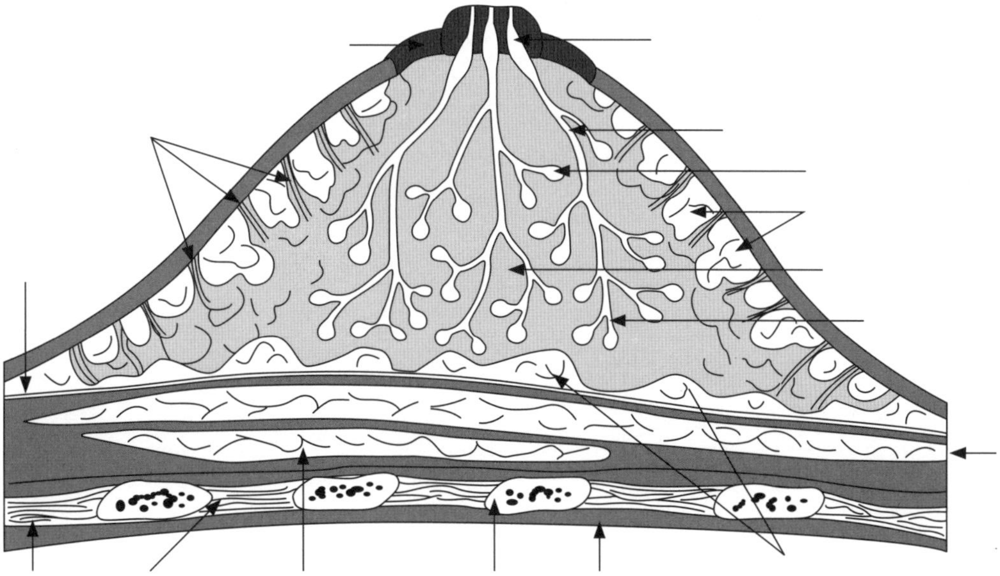

2) 유방엑스선촬영상에서 화살표의 해부학적 명칭을 기록한다.

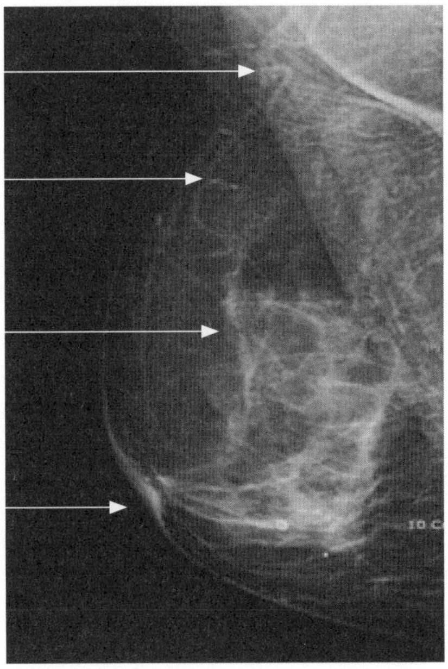

3) 유방 초음파영상에서 화살표의 해부학적 명칭을 기록한다.

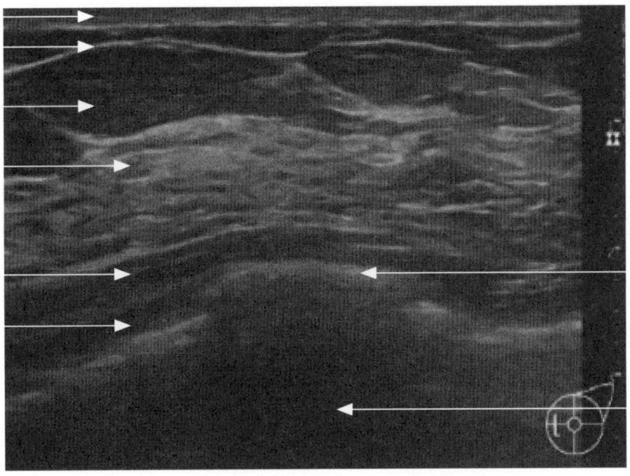

2. 유방 초음파검사의 기본 6구역 스캔 방법에 대하여 기술한다. (사용 주파수, 수검자 자세, probe grip법 중심으로 기록)

국가시험 예상문제

교재 : chapter 14 - [유방 초음파검사]

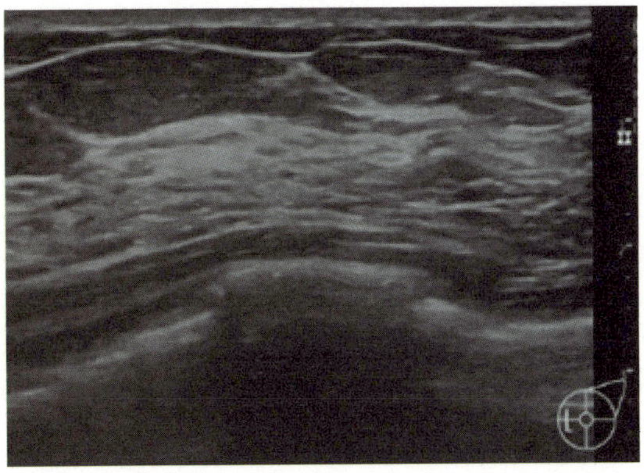

1. 유방 초음파영상에 대한 설명으로 틀린 것은?

① 갈비뼈가 관찰된다.
② 왼측 유방 9시 방향이다.
③ 유선 실질조직이 관찰된다.
④ 쿠퍼인대는 관찰되지 않는다.
⑤ 가슴근(pectoral muscle)이 관찰된다.

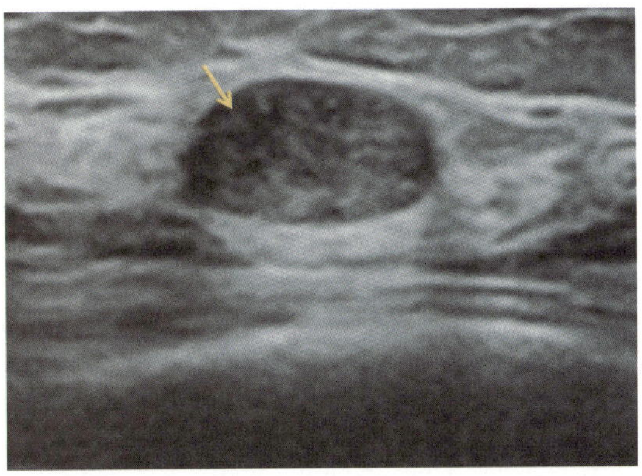

2. 영상에서 보이는 화살표 구조물에 대한 설명으로 옳은 것은?

① 낭성 구조물의 병소이다.
② 타원형의 저에코 병소이다.
③ 피하지방층에 위치한 병소이다.
④ 병소 아래로 후방음영이 관찰된다.
⑤ 겔패드를 이용하여 스캔한 영상이다.

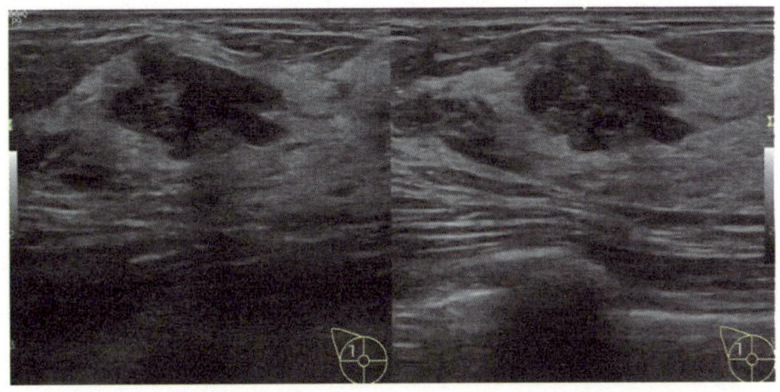

3. 유방 초음파영상에 대한 설명으로 옳은 것은?

① 전처치로 금식을 한다.
② 가슴근은 보이지 않는다.
③ 투과 깊이가 긴 주파수를 이용하였다.
④ 병소의 위치는 왼측 유방 1시 방향이다.
⑤ 유선실질내에 부정형, 저에코의 군집성 병변이 관찰된다.

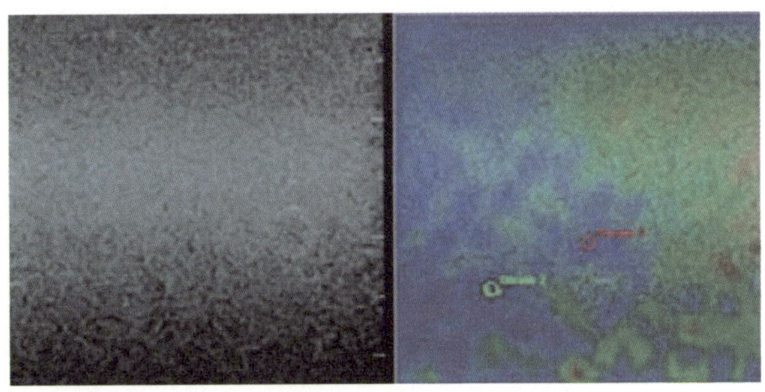

4. 영상에 대한 설명으로 옳은 것은?

① 초점에 따라 색이 변한다.
② 색도플러 검사 영상이다.
③ 탄성도 차이를 평가하는 것이다.
④ 조직내 열감의 정도를 평가하는 것이다.
⑤ 깊이에 따른 색 차이를 평가하는 것이다.

5. 유방 초음파영상의 섬유샘종(fibroadenoma)의 특징으로 올바른 것은?

① 가장자리의 경계가 불분명하다.
② 도플러모드에서 혈류가 검출된다.
③ 내부에코가 균질하며 저에코로 나타난다.
④ 주로 50-60대 폐경 후에 발생이 증가한다.
⑤ 종양의 종단비(세로)가 횡단비(가로)보다 크다.

정답

1	④	2	②	3	⑤	4	③	5	③

CHAPTER 7 갑상샘 초음파검사 실습서

: 갑상샘 초음파검사 실습서

교재 chapter 15 – [갑상샘 초음파검사]

학번: ______________________ 이름: ______________________

1. 해부도

1) 갑상샘 해부도에서 화살표의 해부학적 명칭을 기록한다.

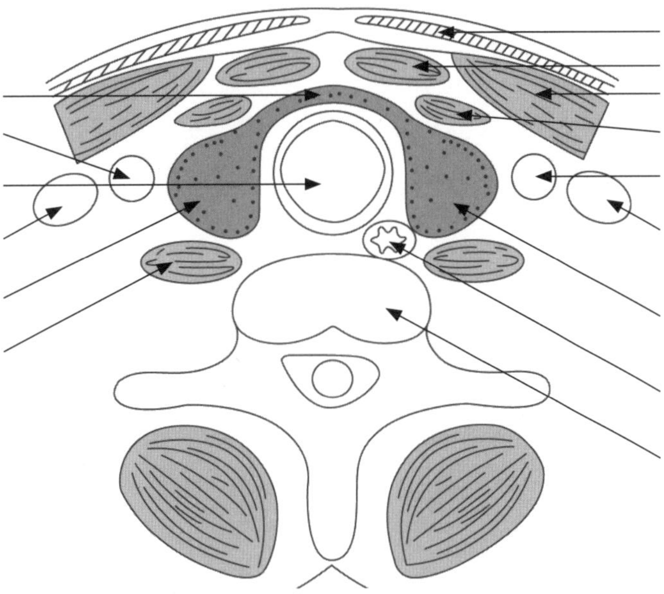

2. 스캔방법

1) 갑상샘 잘록부 가로스캔

(1) 갑상샘 잘록부 가로스캔 방법에 대하여 기술한다.
(사용 주파수, 수검자 자세, probe grip법 중심으로 기록)

(2) 갑상샘 잘록부 가로스캔에서 잘록부을 지표로 한 정지상을 출력하여 붙이고 해부학적 명칭을 기록한다.

2) 갑상샘 가로, 세로스캔

(1) 갑상샘 가로, 세로스캔 방법에 대하여 기술한다.
(사용 주파수, 수검자 자세, probe grip법 중심으로 기록)

(2) 갑상샘 가로, 세로스캔에서 갑상샘을 지표로 한 정지상을 각각 출력하여 붙이고 해부학적 명칭을 기록한다.

국가시험 예상문제

교재 : chapter 15 – [갑상샘 초음파검사]

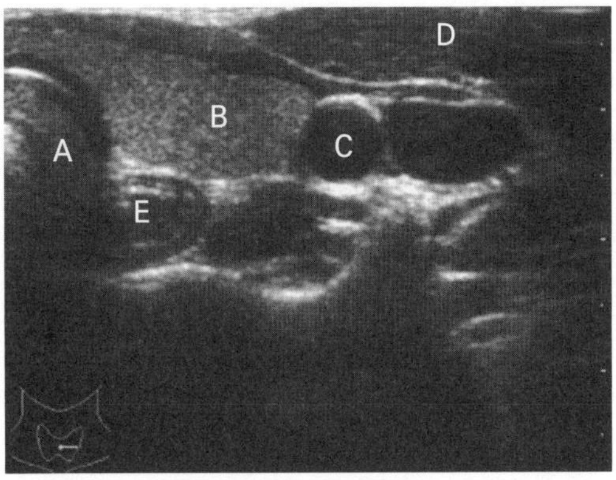

1. 영상에서 해부학적 구조가 올바르게 연결된 것은?

① A - 식도 ② B - 긴목근 ③ C - 속목정맥
④ D - 목빗근 ⑤ E - 부갑상샘

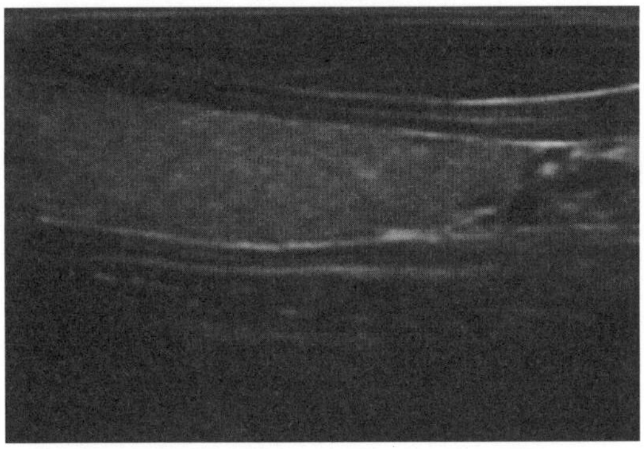

2. 영상에 대한 설명으로 옳은 것은?

① 속목정맥이 잘 관찰된다.
② 기관과 식도가 잘 관찰된다.
③ 갑상샘의 세로면 영상이다.
④ 갑상샘의 가로스캔 영상이다.
⑤ 곡면형 프로브를 이용한 영상이다.

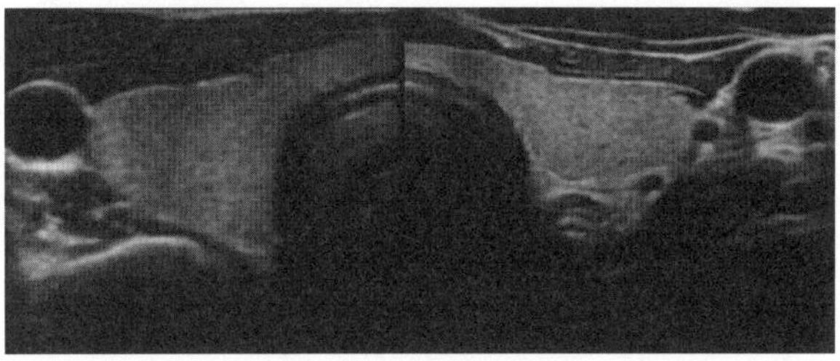

3. 영상에 관한 설명으로 틀린 것은?

① 기관이 관찰된다.
② 목동맥이 관찰된다.
③ Dual scan 영상이다.
④ 식도는 우측에서 관찰된다.
⑤ 양측 갑상샘 가로면 스캔 영상이다.

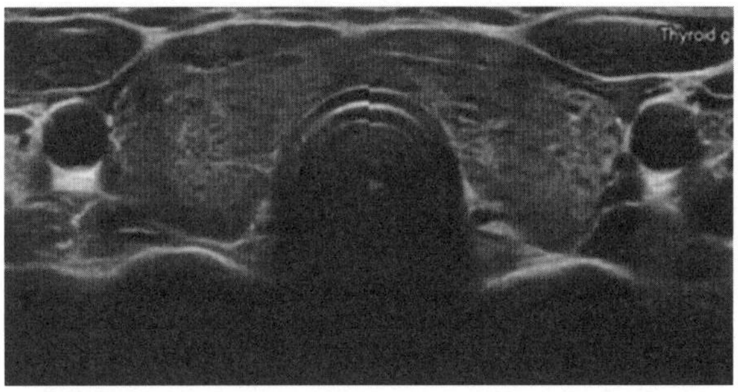

4. 영상에서 추정되는 질환은?

① 갑상샘종 ② 갑상샘기능저하증
③ 갑상샘암 ④ 물혹
⑤ 석회화

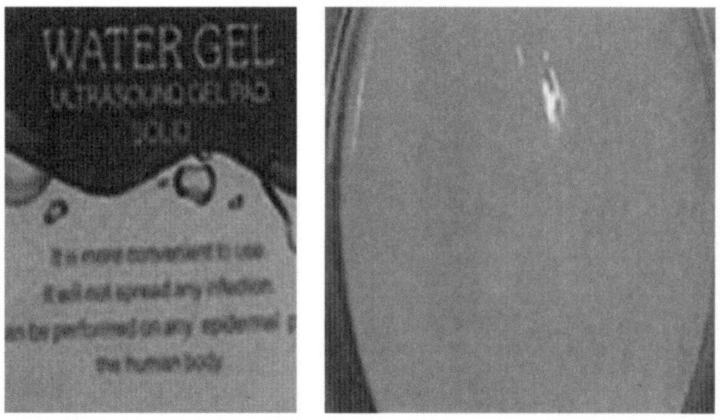

5. 갑상샘 초음파검사에 이용되는 겔패드이다. 올바른 설명은?

① 주파수의 변환 기능이 있다.
② 부채꼴형 프로브 검사에 이용된다.
③ 겔패드 내에 기포가 있어도 상관없다.
④ 조직 하모닉효과를 증가시킬 목적으로 이용된다.
⑤ 표재에 존재한 병변이 다중반사로 구별이 어려울 경우 투과깊이를 조절한다.

정답

1	④	2	③	3	④	4	②	5	⑤

CHAPTER 8
목동맥, 배대동맥 초음파검사 실습서

: 목동맥 초음파검사 실습서

교재 chapter 16 – [목동맥, 배대동맥 초음파검사]

학번: ______________________ 이름: ______________________

1. 해부도

1) 목동맥 해부도에서 화살표의 해부학적 명칭을 기록한다.

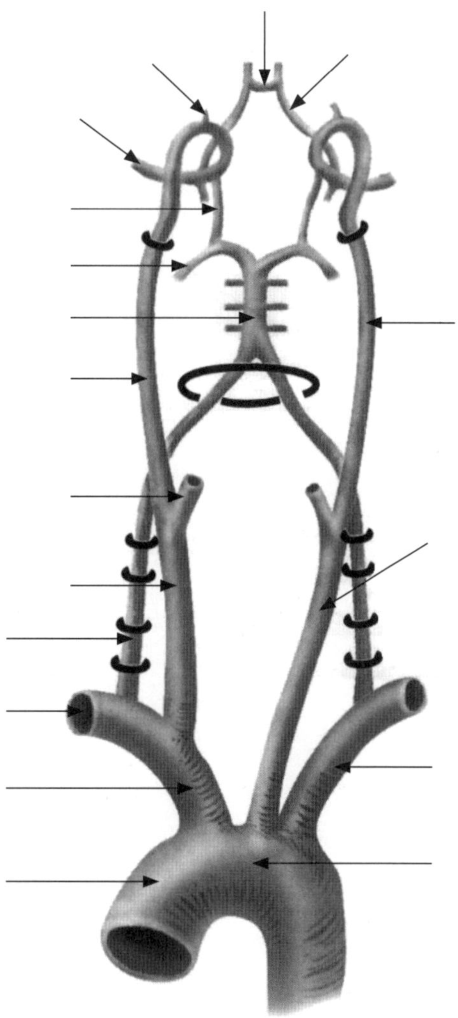

2. 스캔방법

1) 온목동맥의 가로, 세로스캔

(1) 온목동맥 가로, 세로스캔 방법에 대하여 기술한다.
(사용 주파수, 수검자 자세, probe grip법 중심으로 기록)

(2) 온목동맥 가로, 세로스캔에서 온목동맥을 지표로 한 정지상을 출력하여 붙이고 세로상에서 혈관벽(내막, 중막, 외막)의 IMT를 측정한다.

(3) 온목동맥 Duplex scan(색도플러 초음파, 스펙트럴 초음파)에서 PVS(수축기 최고속도), EDV(이완기 최저속도), PI(맥동지수), RI(저항지수)을 관찰하고 정지상을 출력하여 붙인다.

2) 목동맥 분지부와 바깥목동맥, 속목동맥의 세로스캔

(1) 목동맥 분지부, 바깥목동맥, 속목동맥의 세로스캔 방법에 대하여 기술한다. (사용 주파수, 수검자 자세, probe grip법 중심으로 기록)

(2) 목동맥 분지부 세로스캔에서 목동맥 분지부를 지표로 한 정지상을 출력하여 해부학적 명칭을 기록한다.

(3) 속목동맥과 바깥목동맥을 세로스캔하고 속목동맥과 바깥목동맥를 지표로 한 정지상을 각각 출력하여 해부학적 명칭을 기록한다.

CHAPTER 8
목동맥, 배대동맥 초음파검사 실습서

: 배대동맥 초음파검사 실습서

교재 chapter 16 – [목동맥, 배대동맥 초음파검사]

학번: ______________________ 이름: ______________________

1. 해부도

1) 배대동맥 해부도에서 화살표의 해부학적 명칭을 기록한다.

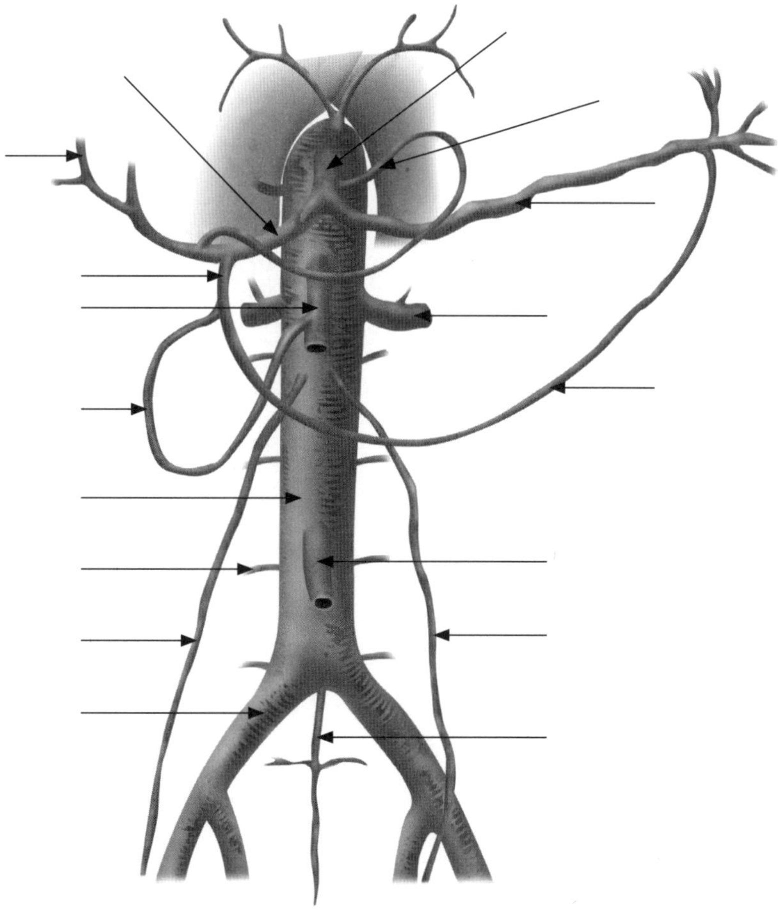

2. 스캔방법

1) 배대동맥 가로, 세로스캔

(1) 배대동맥 가로, 세로스캔 방법에 대하여 기술한다.
(사용 주파수, 전처치, 수검자 자세, probe grip법 중심으로 기록)

(2) 배대동맥 가로스캔에서 보여지는 해부학적 구조를 그리고, 배대동맥을 지표로 한 정지상을 출력하여 붙이고 해부학적 명칭을 기록한다.

(3) 배대동맥 세로스캔에서 보여지는 해부학적 구조를 그리고, 배대동맥에서 배안동맥과 위창자사이막동맥의 분지점을 지표로 한 정지상을 출력하여 붙이고 해부학적 명칭을 기록한다.

국가시험 예상문제

교재 : chapter 16 – [목동맥, 배대동맥 초음파검사]

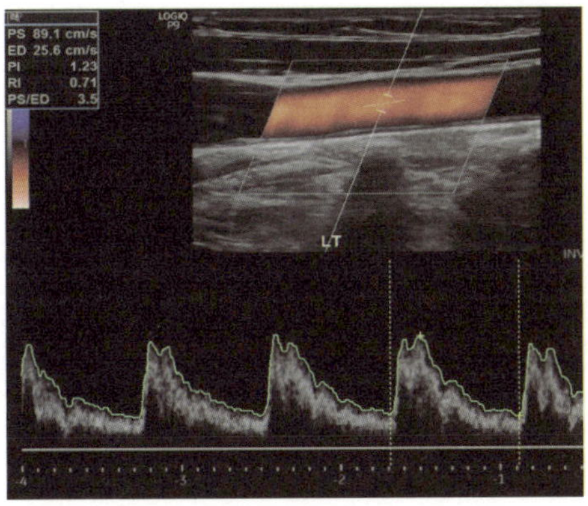

1. 혈관 초음파영상에 대하여 옳은 것은?

① 프로브에서 멀어지는 혈류이다.
② 커서가 위치한 혈관은 정맥이다.
③ 혈관이 위치한 깊이를 알 수 없다.
④ 최대 혈류 속도를 혈관 벽쪽에서 측정한다
⑤ 스펙트럴 도플러에서 둘러겹침(반접)허상이 관찰된다.

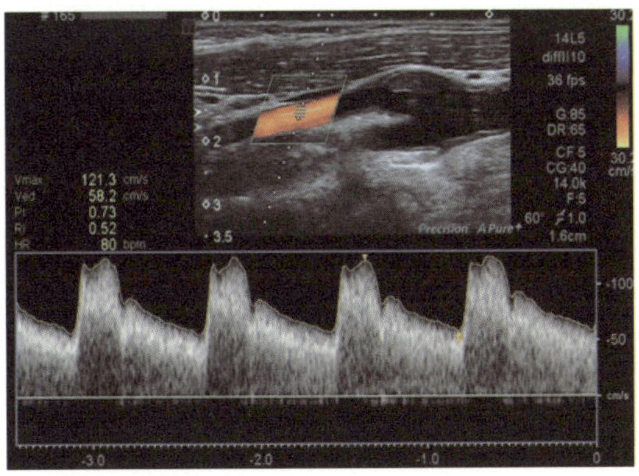

2. 영상에 관한 설명으로 옳은 것은?

① 정맥혈류 측정이다.
② 커서의 위치는 속목동맥이다.
③ 프로브를 향해 다가오는 혈류이다.
④ 도플러 shift 각도는 30도 이하로 해야 한다.
⑤ 스펙트럴 도플러에서 가로축은 혈관의 깊이를 표시한다.

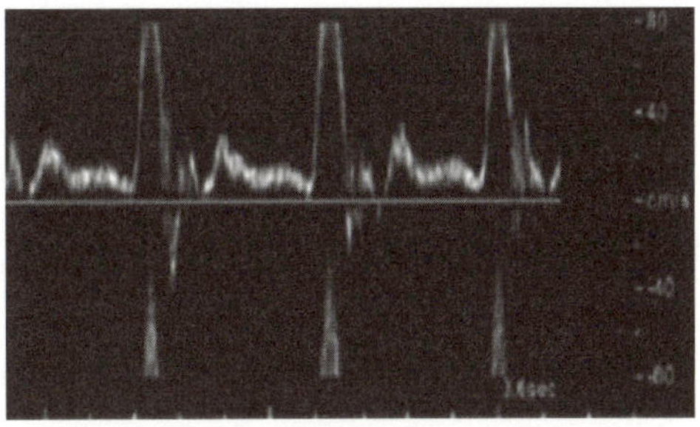

3. 영상과 같은 현상을 개선하기 위한 방법이 아닌 것은?

① 낮은 주파수를 이용한다.
② 도플러 입사 각도를 조절한다.
③ 기준선(base line)을 변경한다.
④ 스펙트럴 스케일을 크게 한다.
⑤ 펄스반복주파수(PRF)를 감소시킨다.

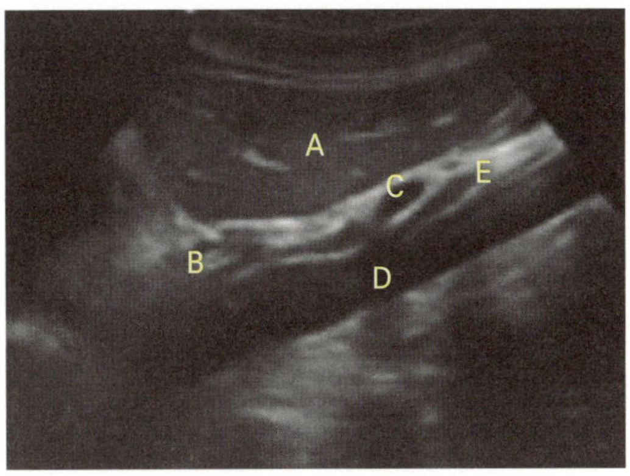

4. 영상의 해부학적 명칭이 올바르지 못한 것은?

① A - 간
② B - 식도
③ C - 지라동맥
④ D - 배대동맥
⑤ E - 위창자사이막동맥

5. 컬러 도플러(CFM)법에 관하여 올바른 것은?

① CFM에서는 둘러겹침현상이 발생하지 않는다.
② 혈류의 속도는 청색과 적색으로만 표현된다.
③ 혈류의 방향과 속도변화에 관계없이 색이 일정하다.
④ 1회의 초음파 송수신으로 그 방향의 혈류 계측 결과를 얻을 수 있다.
⑤ 고속혈류(난류)가 존재하면, 그 부위의 CFM 영상은 모자이크 패턴이 된다.

6. 도플러 초음파에 대한 설명으로 가장 옳은 것은?

① 색도플러는 혈류의 방향을 알 수 없다.
② 입사각 60도 이상에서는 속도의 오차가 적다.
③ 출력 도플러는 미세한 혈류 검출에 유용하다.
④ 연속파 도플러는 빠른 유속의 혈류 검출이 어렵다.
⑤ 스펙트럴 도플러에서는 둘러겹침현상이 발생하지 않는다.

정답

1	①	2	②	3	⑤	4	③	5	⑤
6	③								

CHAPTER 9
근골격계 초음파검사 실습서
: 어깨관절 초음파검사 실습서

교재 chapter 19 - [근골격계 초음파검사]

학번: ____________________ 이름: ____________________

1. 해부도

1) 어깨관절오목 엑스선촬영상과 해부도에서 화살표한 부위의 해부학적 명칭을 기록한다.

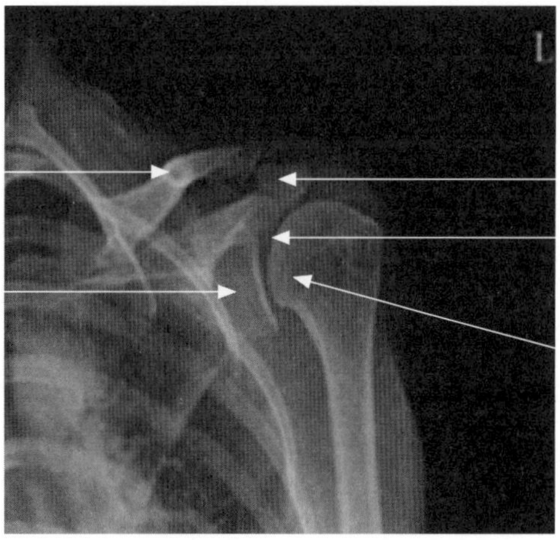

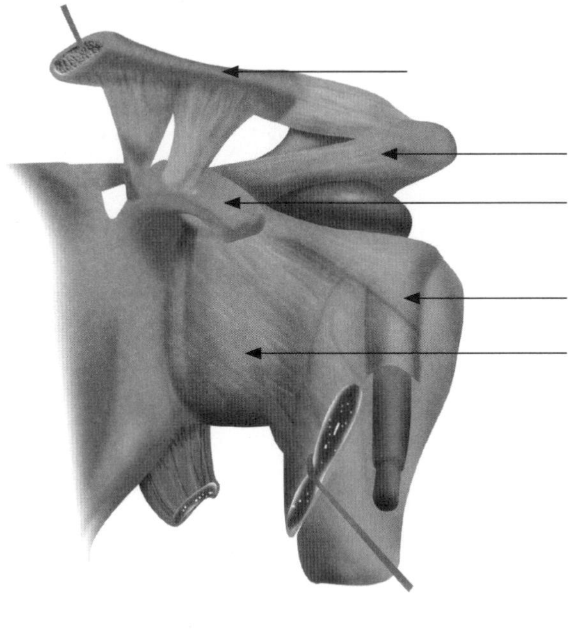

2. 스캔방법

1) 어깨밑근 스캔

(1) 어깨밑근 가로, 세로스캔 방법에 대하여 기술한다.
(사용 주파수, 전처치, 수검자 자세, probe grip법 중심으로 기록)

(2) 어깨밑근 가로스캔에서 어깨밑근, 큰결절과 작은결절을 지표로 한 정지상을 출력하여 붙이고 해부학적 명칭을 기록한다.

(3) 어깨밑근 세로스캔에서 어깨밑근을 지표로 한 정지상을 출력하여 붙이고 해부학적 명칭을 기록한다.

2) 가시위근 스캔

(1) 가시위근 가로, 세로스캔 방법에 대하여 기술한다.
(사용 주파수, 전처치, 수검자 자세, probe grip법 중심으로 기록)

(2) 가시위근 가로, 세로스캔에서 가시위근을 지표로 한 정지상을 각각 출력하여 붙이고 해부학적 명칭을 기록한다.

3) 위팔두갈래근 스캔

(1) 위팔두갈래근 가로, 세로스캔 방법에 대하여 기술한다.
(사용 주파수, 전처치, 수검자 자세, probe grip법 중심으로 기록)

(2) 위팔두갈래근 가로, 세로스캔에서 위팔두갈래근을 지표로 한 정지상을 각각 출력하여 붙이고 해부학적 명칭을 기록한다.

국가시험 예상문제

교재 : chapter 19 - [근골격계 초음파검사]

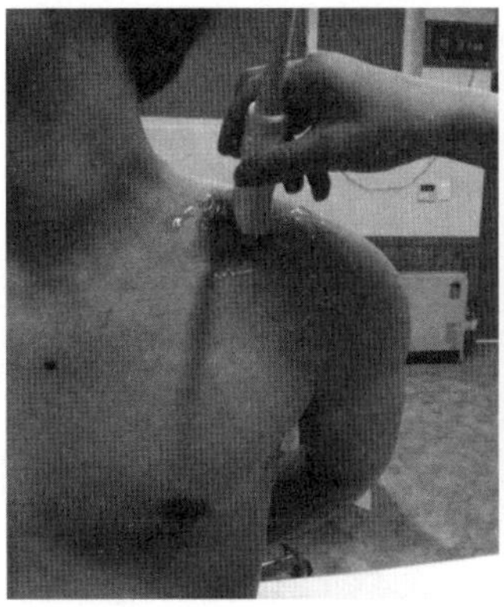 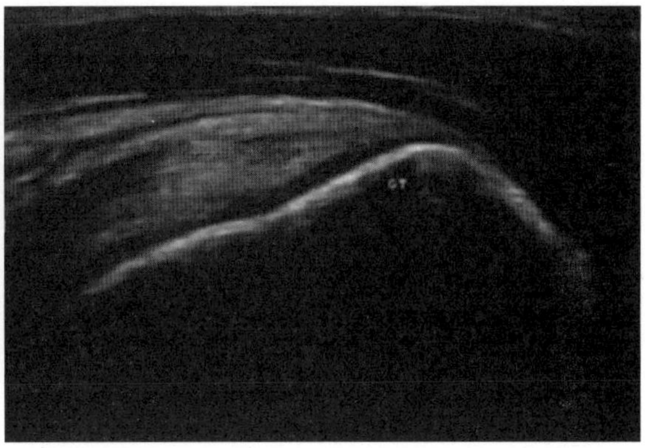

1. 영상에서 관찰하고자 하는 부위는?

① 두갈래 힘줄(biceps tendon)
② 뒤 테두리(posterior labrum)
③ 가시아래 힘줄(subspinatus tendon)
④ 어깨밑 힘줄(subscapularis tendon)
⑤ 가시위근 힘줄(supraspinatus tendon)

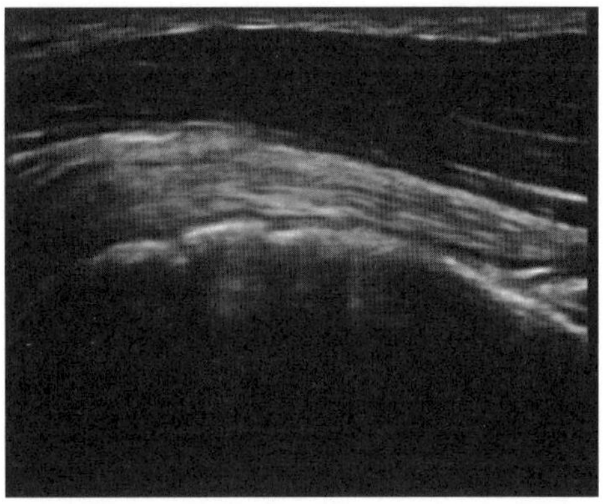

2. 영상 검사의 스캔명은?

① 두갈래 힘줄 세로스캔
② 두갈래 힘줄 가로스캔
③ 가시위근 세로스캔
④ 가시위근 가로스캔
⑤ 어깨 밑근 세로스캔

정답

1	⑤	2	①						

CHAPTER 10
소화기계 초음파검사 실습서

: 막창자꼬리 초음파검사 실습서

교재 chapter 20 – [소화기계 초음파검사]

학번: ______________________ 이름: ______________________

1. 해부도

1) 하복부 소화기계의 구조에서 화살표의 해부학적 명칭을 기록한다.

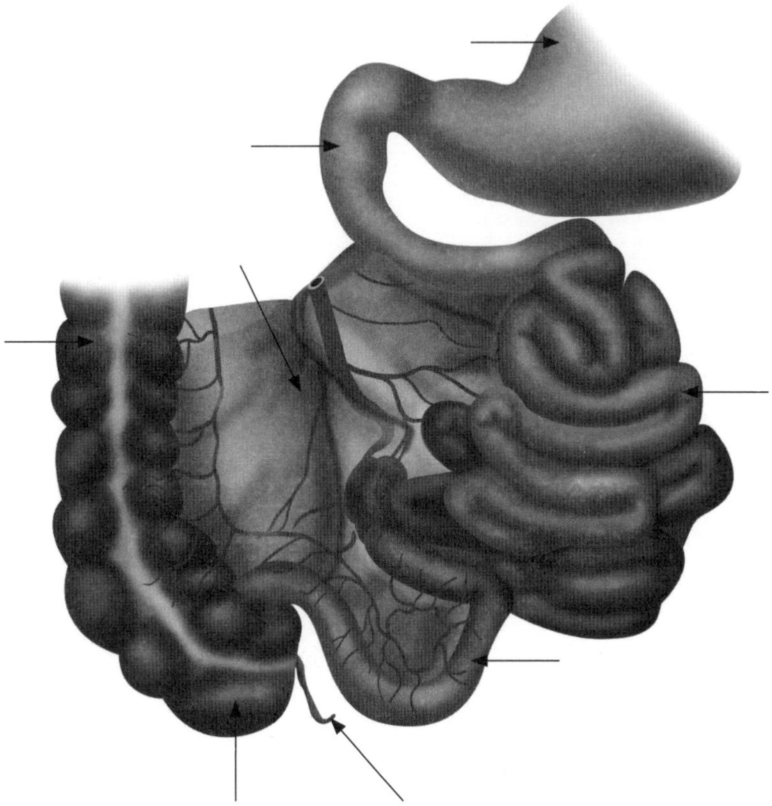

2. 스캔방법

1) 막창자꼬리 스캔

(1) 막창자꼬리 가로, 세로스캔 방법에 대하여 기술한다.
(사용 주파수, 전처치, 수검자 자세, probe grip법 중심으로 기록)

(2) 막창자꼬리 가로스캔에서 막창자꼬리의 가로면을 지표로 한 정지상을 출력하여 붙이고 해부학적 명칭을 기록한다.

(3) 막창자꼬리 세로스캔에서 막창자꼬리의 기저부에서 말단부까지의 세로면을 지표로 한 정지상을 출력하여 붙이고 해부학적 명칭을 기록한다.

(4) 영상의 화살표 한 부위의 해부학적 명칭을 기록한다.

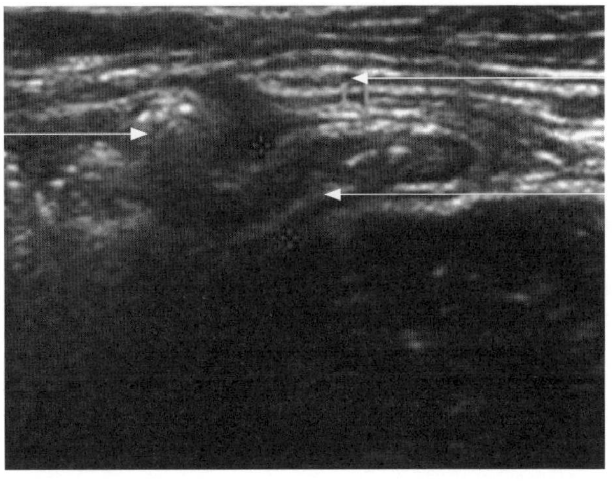

국가시험 예상문제

교재 : chapter 20 – [소화기계 초음파검사]

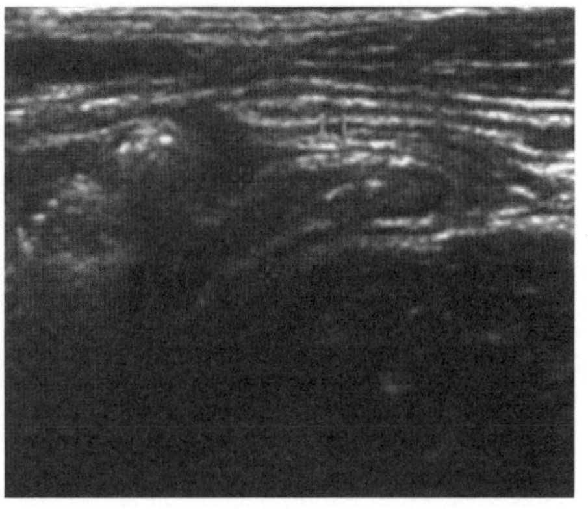

1. 영상에서 관찰하고자 하는 부위는?

① 갑상샘(thyroid gland)
② 목동맥(carotid artery)
③ 가시아래근 힘줄(subspinatus tendon)
④ 유방(breast)
⑤ 막창자꼬리(appendix)

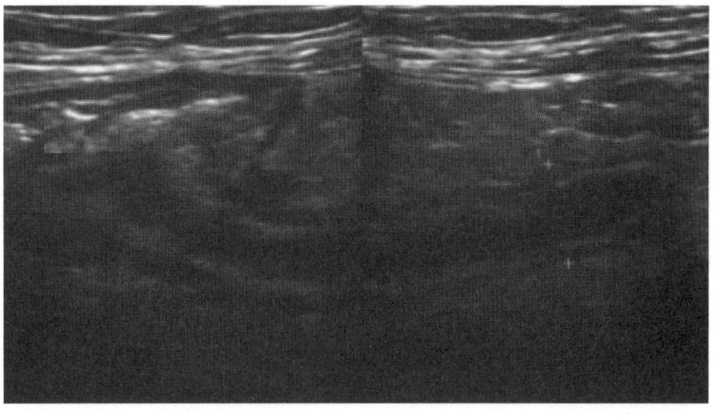

2. 영상의 설명으로 옳은 것은?

① 내림(잘록) 창자가 관찰된다.
② 막창자꼬리염이 관찰된다.
③ 막창자꼬리의 가로스캔 영상이다.
④ 혈액검사에서 WBC는 8,000개 이하이다.
⑤ 영상의 막창자꼬리의 직경은 6 mm 이내이다.

정답

1	⑤	2	②						

국가시험 초음파영상학 모의평가 예상문제 (1회)

[초음파영상학 이론]

1. 다음 설명 중 올바른 것은?

① 강도는 진폭의 제곱에 반비례한다.
② 감쇠단위는 데시벨(DB)을 사용한다.
③ 음향변수에는 주파수, 밀도, 진폭 등이 있다.
④ 음파는 횡파로 음원의 진동에 의해 만들어진다.
⑤ 전파속도는 경도가 낮고 밀도가 높으면 빨라진다.

2. 초음파의 발생원리에 대한 설명 중 올바른 것은?

① 사용되는 전기는 직류이다.
② 탐촉자의 재료는 형광물질을 이용한다.
③ 탐촉자의 소독은 주로 고온으로 가열한다.
④ 발생 주파수는 사용되는 전기에 의해 결정된다.
⑤ 발생된 후방음은 탐촉자의 흡음층에서 제거된다.

3. 초음파 탐촉자의 흡음층에 대한 설명으로 올바른 것은?

① 재료는 로셀륨과 수정이 쓰인다.
② 조직으로 음파의 투과를 좋게 한다.
③ 후방음을 감소시켜 축분해능을 증가시킨다.
④ 음을 집속하여 근거리 음장의 길이를 길게 한다.
⑤ 외부의 강한 주파수로부터 영향을 받지 않도록 한다.

4. 수신기의 기능에 대한 설명이 잘못된 것은?

① 압축 : 최대와 최소진폭의 차를 감소
② 복조 : 수신된 전압을 정류화 평활화
③ 증폭 : 수신된 작은 신호를 적당한 크기로 증대
④ 제파 : 영상에 방해되는 허상(artifact)신호들을 제거
⑤ 보상 : 깊이에 따른 반사음의 감약을 보정하여 평준화

5. 초음파영상의 표시법(모드 변환)에 대한 설명으로 올바른 것은?

① 도플러모드(D-mode)는 주로 연속파 초음파를 이용한다.
② 밝기모드(B-mode)는 수신신호의 강약을 보다 정량적으로 측정하는데 적합하다.
③ 색도플러모드(CFM-mode)는 혈류의 방향, 속도의 변화 등을 칼라영상으로 나타낸다.
④ 움직임모드(M-mode)는 심장의 운동기능을 진단하는 경우에 이용되고 2차원 영상으로 표시된다.
⑤ 진폭모드(A-mode)는 2차원 영상으로 표시되고 수신신호의 강약은 브라운관의 밝기로 표현된다.

6. 도플러 초음파검사에서 둘러겹침(반접)현상에 대한 설명으로 올바른 것은?

① 주파수가 낮을수록 둘러겹침현상은 증가한다.
② 둘러겹침현상은 연속파 도플러에서만 발생한다.
③ 혈류 속도가 느릴수록 둘러겹침현상은 증가한다.
④ 펄스반복주파수가 높을수록 둘러겹침현상은 증가한다.
⑤ 혈류방향에 대한 입사각이 클수록 둘러겹침현상은 감소한다.

7. 태아의 연령 측정법 중 머리엉덩길이(Crown Rump Length)에 대한 설명으로 올바른 것은?

① 탐촉자 선택은 선형이 이상적이다.
② 태아의 연령 5~6주 사이에서 측정이 가능하다.
③ 태아의 머리끝에서 엉덩이끝까지의 길이를 측정한다.
④ 태아가 가장 길게 보일 때 1회 측정하여 태령을 산출한다.
⑤ 난황주머니(yolk sac)도 머리엉덩 길이 측정 시 포함하여야 한다.

[초음파영상학 실기]

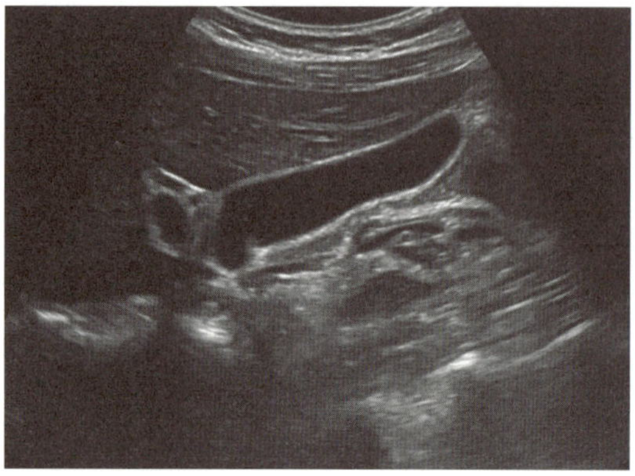

1. 영상을 스캔한 방법은?

① 왼갈비사이스캔 ② 왼갈비아래스캔
③ 오른측배부스캔 ④ 오른갈비사이스캔
⑤ 오른갈비아래스캔

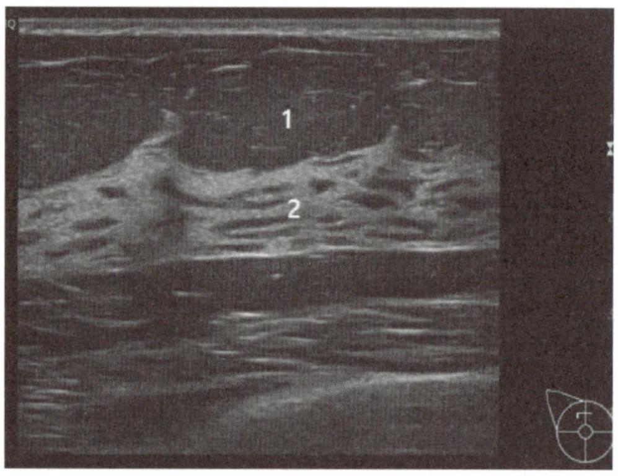

2. 영상에 대한 설명으로 올바른 것은?

① 좌측 유방 12시 방향 검사이다.
② 1은 유선실질이고 2는 지방층이다.
③ 투과깊이가 깊은 프로브가 사용되었다.
④ 옆으로 누운 자세에서 손을 머리 위로 올리고 검사한다.
⑤ 병소가 표재가까이에 존재할 경우 겔패드를 사용하여 투과깊이를 조절한다.

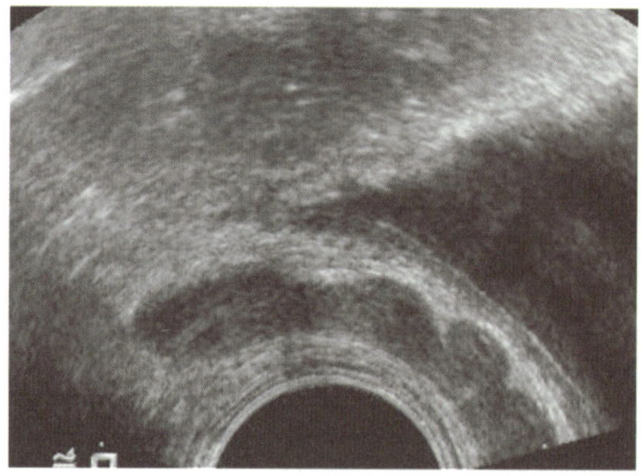

3. 초음파검사에 사용된 기구는?

① 부채꼴형 프로브 ② 직선형 프로브
③ 곡면형 프로브 ④ 곧창자경유식 프로브
⑤ 질경유식 프로브

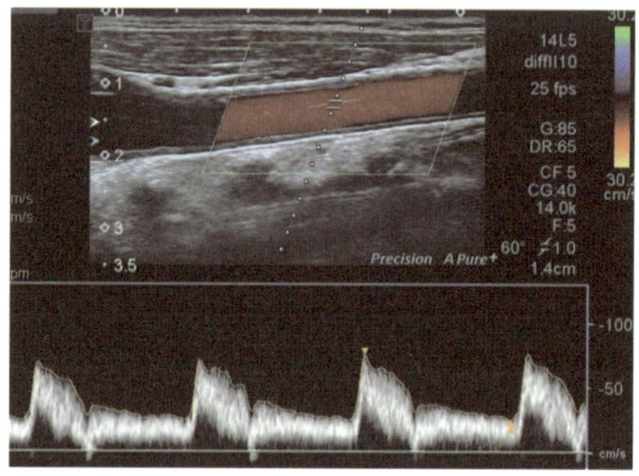

4. 영상에 대한 설명으로 올바른 것은?

① 출력도플러 영상이다.
② 바깥목동맥을 보기 위함이다.
③ 속목동맥 내에 죽상경화반이 관찰된다.
④ 혈류속도와 방향을 M-mode로 나타냈다.
⑤ 혈류의 수축기 최고속도, 이완기 최저속도, 맥동지수, 저항지수를 알 수 있다.

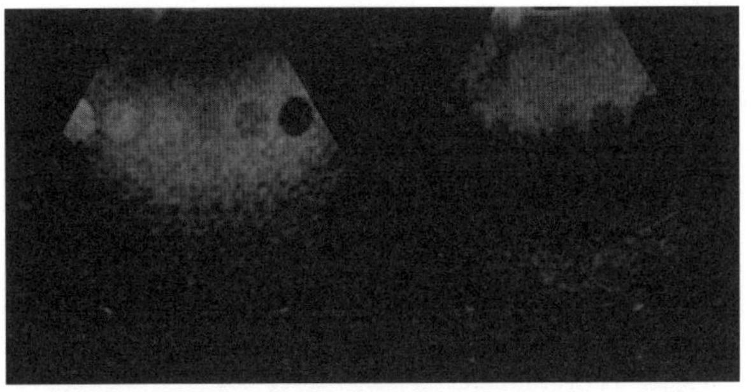

5. 수신기의 어떤 기능을 조절한 영상인가?

① 증폭(Gain) ② 시간이득보상(TGC)
③ 동적영역(DR) ④ 복조(duplication)
⑤ 대조도증강(Harmonic)

정답

(이론)

1	④	2	⑤	3	③	4	⑤	5	③
6	⑤	7	③						

(실기)

1	④	2	⑤	3	④	4	⑤	5	②

국가시험 초음파영상학 모의평가 예상문제 (2회)

[초음파영상학 이론]

1. 초음파 파장(wave length)에 대한 설명으로 올바른 것은?

① 파장은 주파수에 비례한다.
② 파장이 짧으면 축분해능이 저하된다.
③ 한 사이클이 차지하는 공간의 길이이다.
④ 파장은 주파수/전파속도로 알 수 있다.
⑤ 파장이 짧아지면 근거리 음장의 길이가 짧아진다.

2. Q-factor(quality factor)에 대한 설명으로 올바른 것은?

① Q-factor의 값이 크면 수신효율이 좋다.
② Q-factor값이 크면 작을 때보다 음의 여음발생이 적다.
③ Q-factor값이 적으면 주파수 범위가 좁은 청음이 발생한다.
④ Q-factor의 값이 크면 주파수 범위가 넓은 탁음이 발생한다.
⑤ 유효주파수 범위가 좁고 여음이 긴 고Q-factor가 송신탐촉자에 사용된다.

3. 축분해능을 개선하는 방법에 해당되는 것은?

① 주파수의 감소 ② 전파속도의 증가
③ 흡음층의 감소 ④ 결합층의 증가
⑤ 공간펄스길이 짧게

4. 큐리온도란?

① 압전효과가 발생하는 온도
② 초전효과가 발생하는 온도
③ 압전물질 특성을 잃어버리는 온도
④ 압전물질의 쌍극자가 변하는 온도
⑤ 압전물질의 두께가 두꺼워지는 온도

5 . 인공물(허상, artifact)에 관한 설명 중 올바른 것은?

① 혜성꼬리 허상은 간혈관종에서 잘 관찰된다.
② 렌즈효과는 주로 복부를 종단으로 주사할 때 잘 발생한다.
③ 초음파에서는 굴절효과가 나타날 경우 후방음영이 발생한다.
④ 가로막에서 보이는 여운허상은 폐포의 공기가 발생원인이다.
⑤ 다중반사에 의한 허상은 진동자와 피부사이에서만 일어나므로 발견하기 쉽다.

6. 하복부 초음파 검사에 관하여 올바른 것은?

① 콩팥 검사는 엎드린 자세에서도 가능하다.
② 하복부 검사는 앉은 자세에서 실시한다.
③ 하복부 초음파에 Arc scan기법을 적용한다.
④ 경복부식 자궁검사를 위해서 방광을 비운다.
⑤ 전립샘 검사에는 직선형 프로브가 사용된다.

7. 심장 초음파영상에서 우심방, 우심실, 좌심방, 좌심실을 동시에 관찰할 수 있는 영상은?

① 심첨2방도(2-chamber view)
② 심첨3방도(3-chamber view)
③ 심첨4방도(4-chamber view)
④ 심첨5방도(5-chamber view)
⑤ 복장곁 단축단면도 (parasternal short axis view)

[초음파영상학 실기]

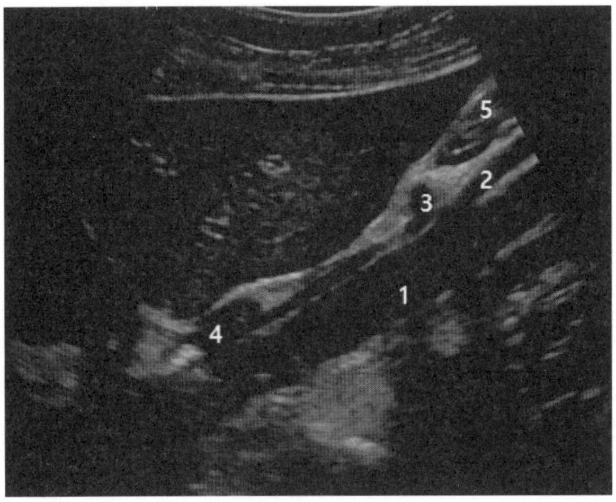

1. 영상의 해부학적 명칭이 올바르게 연결된 것은?

① 1 - 아래대정맥(inferior vena cava)
② 2 - 배대동맥(aorta)
③ 3 - 배안동맥(celiac artery)
④ 4 - 꼬리엽(caudate lobe)
⑤ 5 - 간 왼엽(liver left lobe)

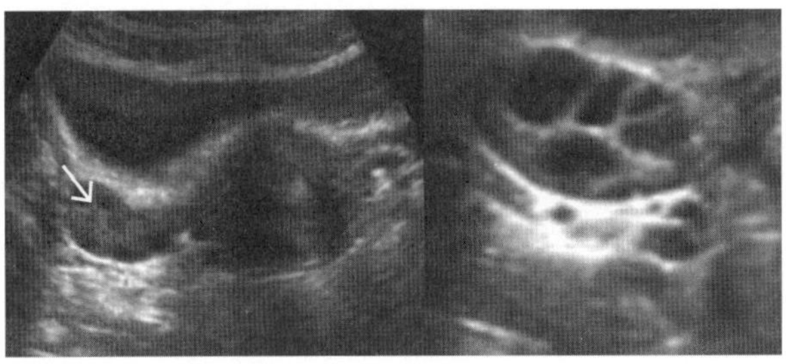

2. 초음파영상에서 화살표 한 부위의 해부학적 명칭은?

① 전립샘(prostate gland)
② 곧창자(rectum)
③ 자궁(uterus)
④ 난소(ovary)
⑤ 정낭(seminial vesicle)

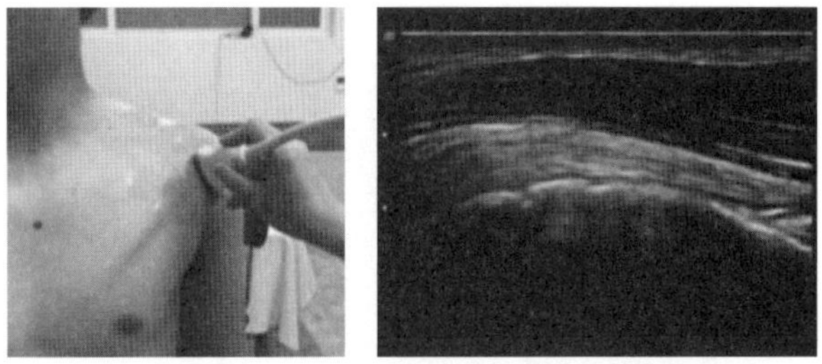

3. 초음파영상에서 관찰하고자 하는 부위는?

① 어깨밑근(subscapularis muscle)
② 가시위근(supraspinatus muscle)
③ 가시아래근(infraspinatus muscle)
④ 위팔두갈래근(bicepsbrachii tendon muscle)
⑤ 어깨세모근(deltoid muscle)

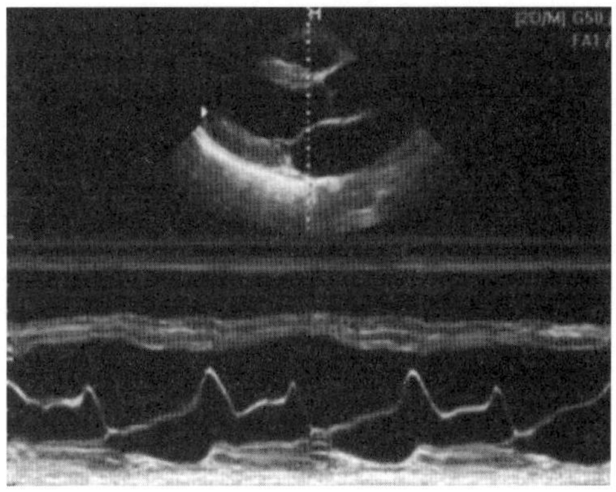

4. 영상에 대한 올바른 설명은?

① 복장뼈(sternum)좌연 단축 영상이다.
② 관찰부위는 우심실과 좌심실이다.
③ 혈류속도 보기 위한 Doppler mode이다.
④ 혈류의 량과 방향을 검사하기 위함이다.
⑤ 심장의 운동상태를 보기 위한 M-mode이다.

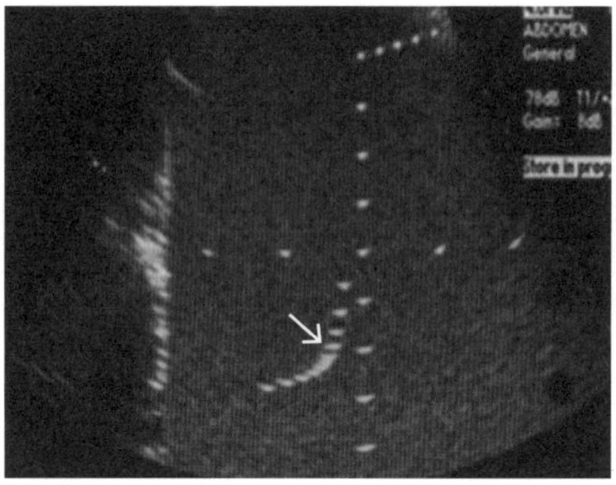

5. 초음파영상은 무엇을 검사하기 위함인가?

① 초점영역(focal zone)
② 불응영역(dead zone)
③ 축분해능(axial resolution)
④ 기능적분해능(functional resolution)
⑤ 최대투과심도(maxium penetration)

정답

(이론)

1	③	2	⑤	3	⑤	4	③	5	④
6	①	7	③						

(실기)

1	③	2	④	3	④	4	⑤	5	③

Clinical ULTRASOUND
Supplement

초음파영상학실습

2023년 03월 05일 초판인쇄
2023년 03월 10일 초판발행

지은이 : 박영순·곽종길·구재흥·권덕문·김 광·김경희·김기홍·김낙상·김용균·김지원·김화선·류영환·박영준·박종배·박철수·배석환·신정섭·안 현·양성희·양오남·여진동·이건우·이보우·이영진·이준행·이행기·임재동·정봉재·조무성·조청현·지태정·천해경·천혜리·최준구·한만석·한봉수·한용수·한재복·홍동희·홍철표

펴낸이 : 이상태
펴낸곳 : 청구문화사
(03706) 서울특별시 서대문구 성산로11길 15
전 화 : 02-332-0541(代) FAX : 02-337-9577
등 록 : 1990년 11월 2일 제9-247호

가격 10,000원

ISBN 978-89-5616-908-8 93510